Allergie

Prävention und Therapie
mit modernen Antihistaminika

Allergie

Prävention und Therapie mit modernen Antihistaminika

Herausgegeben von
Wolfram Sterry und Johannes Ring

Mit Beiträgen von

Dietrich Abeck
Martina Kerscher
Thomas Luger
Wilhelm Meigel
Ralph Mösges
Thomas Nicolai
Thomas Ruzicka

29 Abbildungen
25 Tabellen

1999
Georg Thieme Verlag
Stuttgart · New York

Die Deutsche Bibliothek – CIP-Einheitsaufnahme

Allergie : Prävention und Therapie mit modernen Antihistaminika ; 25 Tabellen / hrsg. von Wolfram Sterry und Johannes Ring. Mit Beitr. von Dietrich Abeck… – Stuttgart ; New York : Thieme, 1999

Wichtiger Hinweis: Wie jede Wissenschaft ist die Medizin ständigen Entwicklungen unterworfen. Forschung und klinische Erfahrung erweitern unsere Erkenntnisse, insbesondere was Behandlung und medikamentöse Therapie anbelangt. Soweit in diesem Werk eine Dosierung oder eine Applikation erwähnt wird, darf der Leser zwar darauf vertrauen, daß Autoren, Herausgeber und Verlag große Sorgfalt darauf verwandt haben, daß diese Angabe dem **Wissensstand bei Fertigstellung des Werkes** entspricht.

Für Angaben über Dosierungsanweisungen und Applikationsformen kann vom Verlag jedoch keine Gewähr übernommen werden. **Jeder Benutzer ist angehalten,** durch sorgfältige Prüfung der Beipackzettel der verwendeten Präparate und gegebenenfalls nach Konsultation eines Spezialisten festzustellen, ob die dort gegebene Empfehlung für Dosierungen oder die Beachtung von Kontraindikationen gegenüber der Angabe in diesem Buch abweicht. Eine solche Prüfung ist besonders wichtig bei selten verwendeten Präparaten oder solchen, die neu auf den Markt gebracht worden sind. **Jede Dosierung oder Applikation erfolgt auf eigene Gefahr des Benutzers.** Autoren und Verlag appellieren an jeden Benutzer, ihm etwa auffallende Ungenauigkeiten dem Verlag mitzuteilen.

Rüdigerstraße 14
70469 Stuttgart

Printed in Germany

Umschlaggrafik: Martina Berge, Erbach/Ernsbach
Grafiken: Barbara Gay, Stuttgart
Satz: Ziegler + Müller, Kirchentellinsfurt
System: 3B2 (5.20)
Druck: Grammlich, Pliezhausen
Buchbinder: F. W. Held, Rottenburg

ISBN 3-13-105121-3

1 2 3 4 5 6

Anschriften

Herausgeber

Prof. Dr. Wolfram Sterry
Humboldt-Universität Berlin
Direktor der Dermatologischen
Klinik und Poliklinik
Schumannstraße 20/21
10117 Berlin

Prof. Dr. Dr. Johannes Ring
Technische Universität München
Direktor der Dermatologischen
Klinik und Poliklinik
Biedersteiner Straße 29
80802 München

Autoren

Prof. Dr. Dietrich Abeck
Klinik und Poliklinik für
Dermatologie und Allergologie
am Biederstein der Technischen
Universität München
Biedersteiner Straße 29
80802 München

Priv.-Doz. Dr. Martina Kerscher
Universität Ulm
Dermatologische Klinik
Universitätsklinikum Ulm
Oberer Eselsberg 40
89075 Ulm

Prof. Dr. Thomas Luger
Westfälische Wilhelms-
Universität
Direktor der Klinik und Poliklinik
für Hautkrankheiten
Von-Esmarch-Straße 56
48149 Münster

Prof. Dr. Wilhelm Meigel
Allgem. Krankenhaus St. Georg
Chefarzt der Derm. Abteilung
Lohmühlenstraße 5
20099 Hamburg

Prof. Dr. Ralph Mösges
Universität Köln
Institut für Med. Statistik
und Informatik
Joseph-Stelzmann-Straße 9
50924 Köln

Priv.-Doz. Dr. Thomas Nicolai
Universität München
Dr. v. Haunersches Kinderspital
Lindwurmstraße 4
80337 München

Prof. Dr. Thomas Ruzicka
Heinrich-Heine-Universität
Dir. der Klinik für Dermatologie
Moorenstraße 5
40225 Düsseldorf

Vorwort

Allergische Erkrankungen sind eine „Volkskrankheit". Allein in Deutschland gibt es 30 Millionen Allergiker, wobei allergische Erkrankungen der Atemwege und der Haut dominieren. Kinder sind deutlich häufiger betroffen als Erwachsene. Rund 18% der Kinder im Alter zwischen 9 und 10 Jahren haben eine allergische Rhinitis, 9% ein Asthma bronchiale. Von den 13–14jährigen Jugendlichen leiden etwa 15% an einer allergischen Rhinokonjunktivitis, 14% an Asthma und 8% an einer Neurodermitis.

Bei der symptomatischen Behandlung dieser Erkrankungen spielen moderne Antihistaminika eine große Rolle. Sie lindern die Beschwerden rasch und wirken im Gegensatz zu den älteren Vertretern dieser Gruppe kaum sedierend.

Die Wirkung der Antihistaminika geht jedoch vermutlich über den rein symptomatischen Effekt hinaus. Experimentelle Untersuchungen haben gezeigt, daß insbesondere moderne Antihistaminika immunologische Reaktionen beeinflussen, indem sie beispielsweise die Expression von Adhäsionsmolekülen unterdrücken, die respiratorischen Viren und Entzündungszellen als „Eintrittspforte" in das Gewebe dienen. Virale Atemwegsinfektionen im Kindesalter gelten als Wegbereiter für Allergien bzw. Asthma-Exazerbationen. Die verminderte Expression von Adhäsionsmolekülen könnte somit der Entwicklung der allergischen Reaktionsbereitschaft entgegenwirken. Die Ergebnisse derzeit laufender großer klinischer Studien werden zeigen, ob sich durch die prophylaktische Gabe von modernen Antihistaminika Exazerbationen bzw. sogar Manifestationen allergischer Erkrankungen verhindern lassen.

Februar 1999

Prof. Dr. Wolfram Sterry, Berlin
Prof. Dr. Johannes Ring, München

Inhaltsverzeichnis

1 Entstehung der Allergie ··· *1*

T. Nicolai und W. Meigel

1.1 Epidemiologie ··· *1*
1.2 Risikofaktoren ··· *1*
1.3 Rolle der Entzündung ··· *5*
1.3.1 Rhinoviren und bronchiale Hyperreaktivität ··· *5*
1.3.2 Immunologische Mechanismen ··· *6*
1.4 Etagenwechsel ··· *9*
Literatur ··· *9*

2 Antihistaminika ··· *11*

M. Kerscher

2.1 Definition und Klassifikation ··· *11*
2.2 Wirkprinzip ··· *12*
2.2.1 Allergische Sofortreaktion ··· *12*
2.2.2 Spätphase der allergischen Reaktion vom Soforttyp ··· *14*
2.2.3 Wirkung von Loratadin ··· *16*
2.3 Indikationen ··· *22*
2.3.1 Indikationen zur Therapie ··· *22*
2.3.2 Präventiver Einsatz ··· *22*
Literatur ··· *23*

3 Antihistaminika bei allergischen Atemwegserkrankungen ··· *25*

R. Mösges und T. Nicolai

3.1 Saisonale Rhinitis allergica ··· *25*
3.1.1 Klinisches Bild ··· *25*
3.1.2 Diagnostik ··· *27*
3.1.3 Therapieoptionen ··· *31*
3.1.4 Stellenwert der Antihistaminika ··· *37*
3.2 Asthma bronchiale ··· *39*
3.2.1 Definition und Epidemiologie ··· *39*

3.2.2 Klinisches Bild ··· *40*
3.2.3 Formen des Asthma bronchiale ··· *41*
3.2.4 Diagnostik ··· *44*
3.2.5 Differentialdiagnose ··· *44*
3.2.6 Therapie ··· *44*
3.2.7 Stellenwert der Antihistaminika ··· *46*
Literatur ··· *48*

4 Therapie juckender Dermatosen ··· *51*

T. A. Luger und T. Ruzicka

4.1 Physiologie des Juckreizes ··· *51*
4.2 Erkrankungen mit Juckreiz ··· *52*
4.3 Therapiemöglichkeiten des Juckreizes ··· *53*
4.4 Allergische Dermatosen mit Juckreiz ··· *59*
4.4.1 Ekzeme ··· *59*
4.4.2 Urtikaria ··· *62*
4.4.3 Mastozytose ··· *66*
4.4.4 Lichtdermatosen ··· *67*
4.4.5 Insektengift-Allergie ··· *68*
4.5 Nicht-allergisch bedingter Juckreiz ··· *68*
4.5.1 Varizellen ··· *68*
4.5.2 Altersjuckreiz ··· *69*
4.5.3 Juckreiz bei Gallengangsverschluß ··· *70*
4.5.4 Nephrogener Juckreiz ··· *70*
4.5.5 Juckreiz bei hämatologischen Erkrankungen und Malignomen ··· *70*
Literatur ··· *71*

5 Sicherheit und Verträglichkeit von Antihistaminika ··· *73*

D. Abeck und T. Ruzicka

5.1 Nebenwirkungsspektrum ··· *73*
5.2 Sedierung ··· *74*
5.2.1 Mechanismus ··· *74*
5.2.2 Vergleich einzelner Substanzen ··· *75*
5.2.3 Rechtslage ··· *77*
5.3 Leberfunktionsstörungen ··· *77*
5.4 Kardiotoxische Wirkungen ··· *78*
Literatur ··· *80*

Sachverzeichnis ··· *82*

1 Entstehung der Allergie

T. Nicolai und W. Meigel

1.1 Epidemiologie

Die Häufigkeit allergischer Erkrankungen in der Bevölkerung nimmt seit 15 – 20 Jahren stetig zu. Die Zahlen zur Inzidenz schwanken zwischen 0,5 – 26% je nach Untersuchung. Derzeit geht man von 30 Millionen Allergikern allein in Deutschland aus, wobei Kinder deutlich häufiger betroffen sind als Erwachsene. Es dominieren allergische Erkrankungen der Atemwege und der Haut. In einer groß angelegten Studie im Großraum München fand sich bei Kindern im Alter zwischen 9 – 10 Jahren eine Lebenszeit-Prävalenz von allergischen Rhinitisbeschwerden von 18% sowie des Asthma bronchiale von 9%.

Die weltweite Befragung von über 460 000 Jugendlichen im Alter zwischen 13 – 14 Jahren zeigte Schwankungen der Häufigkeit von Asthmabeschwerden zwischen 2% (Äthiopien) bis 37% (Schottland). Selbst innerhalb Westeuropas fanden sich große Schwankungen zwischen 3% (Griechenland) bis 32% (Großbritannien) (Abb. 1.**1**). In den deutschen Zentren Münster und Greifswald hatten jeweils rund 14% der Jugendlichen innerhalb der letzten 12 Monate Asthmabeschwerden, 16% bzw. 13% Symptome einer allergischen Rhinokonjunktivitis und 9% bzw. 7% eine Neurodermitis. Die deutschen Zentren lagen damit im internationalen Vergleich im mittleren Drittel.

FAZIT: Rund 30 Millionen Deutsche leiden an einer Allergie, wobei Kinder deutlich häufiger betroffen sind als Erwachsene. Rund 14% der Jugendlichen hatten innerhalb des letzten Jahres Asthmabeschwerden, 14% hatten Symptome einer Rhinokonjunktivitis und 8% eine Neurodermitis.

1.2 Risikofaktoren

Über die Ursachen der Zunahme von Allergien wird viel diskutiert. Als epidemiologisch gesicherte Risikofaktoren gelten eine positive Familienanamnese, ein hoher Sozialstatus, wenig Geschwister, Leben in großen Städten sowie Leben in Räumen mit Zentralheizung (Tab. 1.**1**).

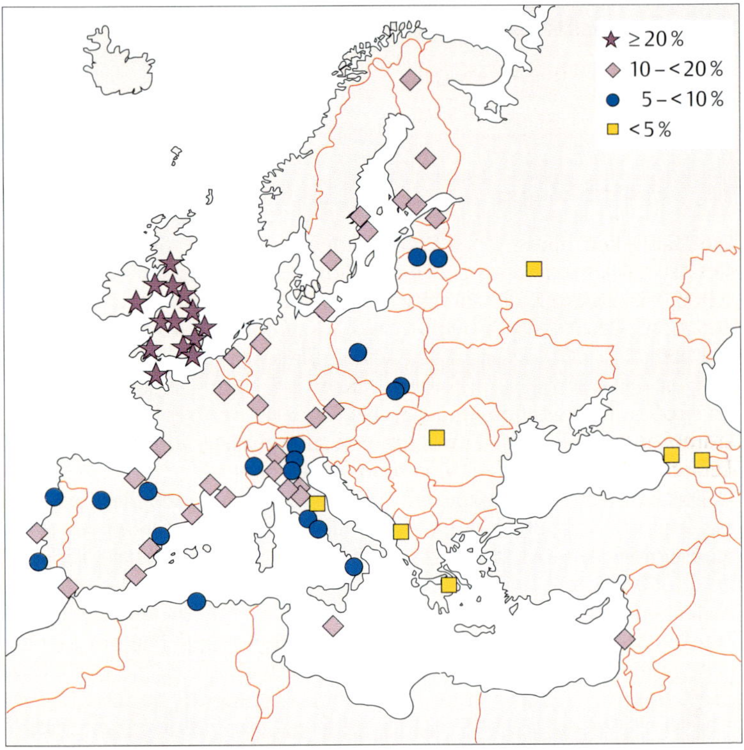

Abb. 1.**1** Häufigkeit von Asthmabeschwerden innerhalb der letzten 12 Monate bei 13 – 14jährigen Jugendlichen.

Quelle: ISAAC 1998.

Tab. 1.**1** Risikofaktoren

Allergie-Risikofaktoren

gesichert	**nicht eindeutig nachgewiesen**
Familienanamnese	Rauchen
hoher Sozialstatus	exogene Schadstoffe
wenig Geschwister	Verkehrsabgase
Leben in großen Städten	
Zentralheizung	

Wichtigster Risikofaktor scheint die genetische Disposition zu sein. Ist ein Elternteil an einer Atopie erkrankt, ist das Risiko des Kindes, eine Allergie zu entwickeln, im Vergleich zu Kindern mit nicht-allergischen Eltern auf das 6fache erhöht und liegt bei 30%. Sind beide Eltern Atopiker, beträgt das Risiko des Kindes 50%. Ein erhöhter Immunglobulin-(IgE-)Spiegel im Nabelschnurblut, der früheste Hinweis auf eine allergische Disposition, ist mit einem Allergierisiko von 70–80% verbunden.

Die Atopie wird wahrscheinlich polygen vererbt. In Genomanalysen wurden mehrere der verantwortlichen Gene auf dem kurzen Arm des Chromosoms 11 lokalisiert. Außerdem wurden auf dem kurzen Arm des Chromosoms 5 verantwortliche Gene identifiziert. Die Gene in diesem Bereich regulieren die Produktion der Zytokine IL-4, IL-5, IL-13 und GM-CSF, die bei der Allergie im Übermaß gebildet werden.

Über welche Mechanismen die Risikofaktoren hoher Sozialstatus, wenig Geschwister, das Leben in Großstädten und in Räumen mit Zentralheizung die Entstehung einer Allergie begünstigen, ist unklar. Enge Lebensverhältnisse, d. h. das Zusammenleben von vielen Menschen auf engem Raum, scheinen das Allergierisiko eher zu senken (Abb. 1.**2**).

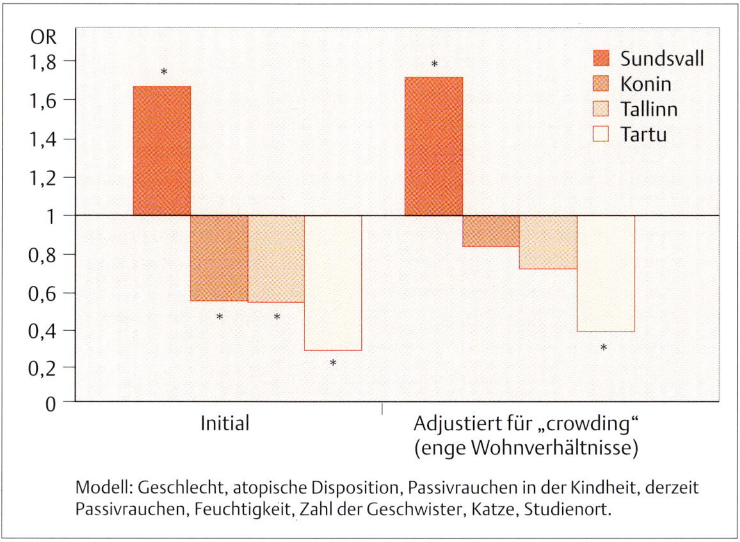

Abb. 1.**2** Atopie-Risiko in Abhängigkeit von Wohnraum.

Quelle: Arch Dis Child 1995.

Tab. 1.2 Bei physikalisch-chemischer Luftverschmutzung weit verbreitete Schadstoffe

Substanz	Herkunft (z. B.)	Wirkung auf Gesundheit
Partikel (z. B. Ruß)	Verbrennung	Irritation der Atemwege
CO	Autoabgase	Beeinträchtigung des Sauerstoff-transports
SO_2	Kohlekraftwerke, Raffinerien, Hochöfen	Verstärkung respiratorischer Erkrankungen
Stickoxide, NO_2	Autoabgase, Elektro-Heizung	Verstärkung respiratorischer Erkrankungen, Steigerung der Infektanfälligkeit
Ozon	chemisch aus Stick-oxiden und Kohlen-wasserstoffen in Atmosphäre	Schleimhautirritation, Verstärkung von Herz- und Lungenerkrankungen
Blei	Bleiverarbeitung, Autoabgase	Störung von Blutbildung, Nieren-funktion, Fortpflanzung und ZNS

Quelle: Ring J. Angewandte Allergologie, 1991

Rauchen und exogene Schadstoffe können ein hyperreagibles Bronchialsystem erzeugen, sind aber wissenschaftlich noch nicht einwandfrei gesicherte Risikofaktoren für eine Allergie (Tab. 1.**2**). Rauchen in aktiver wie passiver Form ebenso wie Schadstoffe in der Außen- und Innenraumluft reizen die Bronchialschleimhaut, können zu einer unspezifischen Entzündung und vermehrter IgE-Produktion führen und so den Weg für allergische Reaktionen bahnen. Die Luftverschmutzung durch Industrie und Autoverkehr verursacht mit großer Wahrscheinlichkeit eine Veränderung der Pollen im Sinne einer erhöhten Antigenität. Zahlreiche epidemiologische und experimentelle Daten unterstützen diese These. Beim Vergleich der Prävalenz von allergischen Erkrankungen und nicht-allergischen Bronchitiden in Halle/Leipzig und München beispielsweise waren Allergien in München, wo Stickstoffdioxid und andere Abgase die dominierenden Schadstoffe sind, signifikant häufiger als in den ehemals ostdeutschen Städten Halle und Leipzig, wo Schwefeldioxid und Rußpartikel in der Außenluft überwogen (Abb. 1.**3**). Auch in experimentellen Untersuchungen zeigte sich immer wieder, daß unter dem Einfluß von Schadstoffen wie Stickoxid, Schwefeldioxid, Ozon usw. Entzündungszellen und Entzündungsmediatoren aktiviert werden, d. h. die allergische Reaktionsbereitschaft des Organismus wird erhöht.

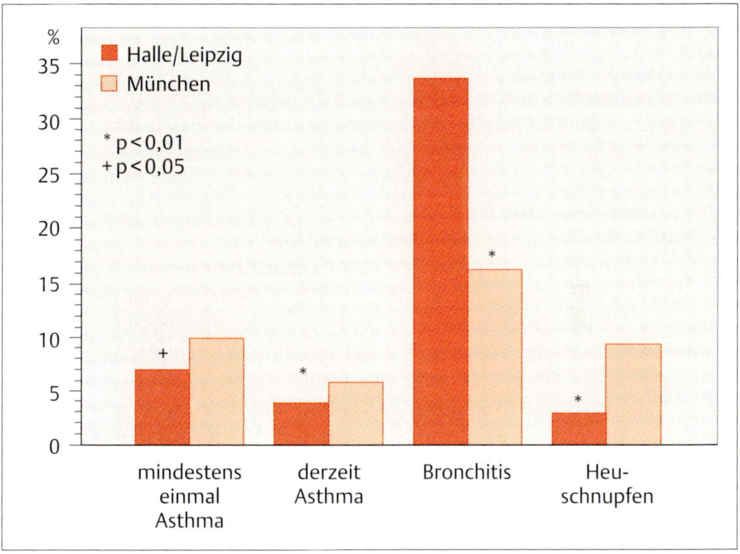

Abb. 1.**3** Prävalenz von allergischen Atemwegserkrankungen und Bronchitis in München sowie Halle/Leipzig.

Quelle: Mutius von E et al., 1994.

FAZIT: Gesicherte Risikofaktoren für eine Allergie sind eine genetische Disposition, ein hoher Sozialstatus, wenig Geschwister, Leben in großen Städten sowie in Räumen mit Zentralheizung. Rauchen und Luftverschmutzung prädisponieren vermutlich ebenfalls zur Allergie.

1.3 Rolle der Entzündung

1.3.1 Rhinoviren und bronchiale Hyperreaktivität

Kinder machen pro Jahr durchschnittlich etwa 5–8 Infektionen der oberen Atemwege durch. Am häufigsten erkranken Kinder in den ersten 2 Lebensjahren; und bei unter 6jährigen gelten selbst 12 Infekte pro Jahr noch als normal.

Häufigste Erreger von Atemwegsinfektionen in dieser Altersgruppe sind Rhinoviren, Adenoviren, Influenza- und Parainfluenzaviren und das „Respiratory syncytial virus" (RSV). Infektionen mit diesen Viren verlaufen klinisch als „banale Erkältung" mit Schnupfen, verstopfter Nase, Halskratzen, trockenem Husten, Kopfschmerzen und leichtem Fieber. Bei Kindern kommt es darüber hinaus nicht selten zusätzlich zu einer Atemwegsobstruktion. Insbesondere das RS-Virus führt bei Säuglingen und Kleinkindern unter 3 Jahren bei der Erstinfektion häufig zu einer akuten Bronchiolitis mit Atemwegsobstruktion. In der Regel klingen die Beschwerden nach einer Woche ab. Bei vielen Kindern persistiert allerdings eine Neigung zu asthmatischen Exazerbationen, insbesondere wenn eine allergische Disposition vorliegt.

Der Zusammenhang zwischen Virusinfektionen der Atemwege und allergischen Atemwegserkrankungen im Kindesalter ist schon seit mehr als 10 Jahren bekannt. Epidemiologische Studien belegen, daß Kinder mit Asthma bronchiale häufiger Infektionen mit Rhinoviren durchgemacht haben als eine gesunde Vergleichspopulation. Nach einer RSV-Infektion entwickeln 32% der Kinder Asthma. In einer gleichaltrigen Kontrollgruppe klagen dagegen nur 1% der Kinder über Asthma-Beschwerden. Asthma-kranke Kinder mit RSV-Antikörpern scheinen darüber hinaus früher, aber weniger lang Beschwerden zu haben und seltener an einer Atopie zu leiden als Kinder ohne RSV-Antikörper. Rhinoviren können zur Exazerbation eines bestehenden Asthma bronchiale führen. Rhinoviren können bei mehr als 50% der Kinder mit akuten Asthma-Anfällen nachgewiesen werden. Bei Kindern, die wegen der Atemwegsobstruktion stationär behandelt werden müssen, sind es sogar 90%.

FAZIT: Infektionen mit Rhinoviren bzw. mit dem RS-Virus im Kindesalter prädisponieren für allergische Erkrankungen der Atemwege.

1.3.2 Immunologische Mechanismen

Die von **Rhinoviren** ausgelösten immunologischen Mechanismen scheinen das Auftreten allergischer Reaktionen zu fördern. Eine besondere Rolle spielt hier das **Adhäsionsmolekül ICAM-1** (intercellular adhesion molecule). Adhäsionsmoleküle wie ICAM-1 sind Glykoproteine und gehören zur Immunoglobulin-Superfamilie (Tab. 1.**3**). Sie vermitteln Zellkontakte zu körpereigenen Entzündungszellen, dienen aber auch Viren als „Eintrittspforte" in die Zellen (Abb. 1.**4**). Das Adhäsionsmolekül ICAM-1 wurde kürzlich als Rezeptor für 90% aller Rhinoviren identifiziert. Die Expression der Adhäsionsmoleküle ist nicht konstant, sondern wird von zahlreichen Faktoren moduliert. Proinflammatorische **Zytokine** wie IL-6, IL-8 und GM-CSF sowie die Zytokine IFN-γ,

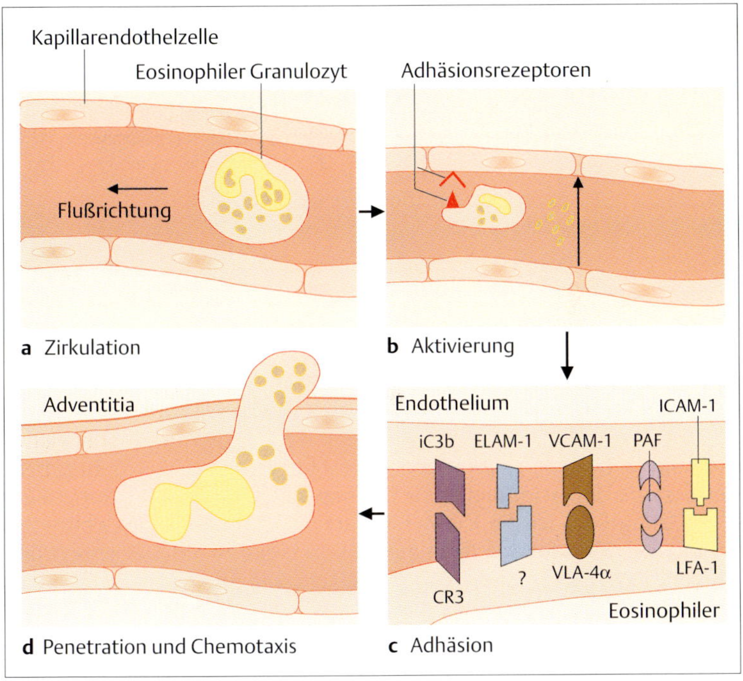

Abb. 1.**4** Schematische Darstellung der Vorgänge während der Wanderung eines eosinophilen Granulozyten aus dem Blutstrom (**a**) ins umliegende Gewebe. Nach Kontakt mit Adhäsionsrezeptoren (**b**) des Endothels verlassen Eosinophile die Blutbahn und penetrieren das Gewebe.

IC 3b	Komplement-Faktor 3b
CR3	Komplement-Rezeptor 3
ELAM-1	Endothelial Leucocyte adhesion molecule-1
VCAM-1	Vascular cell adhesion molecule-1
VLA-4α	Very late appearing antigen-4α
PAF	Platelet activating factor
ICAM-1	Intercellular adhesion molecule-1
LFA-1	Leucocyte function associated antigen-1

Tab. 1.3 Adhäsionsrezeptoren aus der Familie der Superimmunglobuline

Abkürzung	Bezeichnung	Vorkommen
ICAM-1	Intercellular adhesion molecule-1	Endothelzellen, Epithelzellen, Fibroblasten, Keratinozyten, lymphoide und myeloide Zellen
ICAM-2	Intercellular adhesion molecule-2	Endothelzellen
VCAM-1	Vascular cell adhesion molecule-1	Endothelzellen, Epithelzellen, dendritische Zellen
PECAM-1	Platelet endothelial cell adhesion molecule-1	Endothelzellen??

TNF und IL-1, die von aktivierten T-Lymphozyten und Makrophagen sezerniert werden, stimulieren die Bildung von ICAM-1. Bei Asthmatikern bzw. Allergikern ist die ICAM-1-Dichte auf den beteiligten Epithelien erhöht. Die RV-Infektion führt auf diesem Wege zu einer Hochregulation der ICAM-1-Expression, was sowohl erneute Rhinovirus-Infektionen als auch die Migration von Entzündungszellen in die Atemwege fördert, und dadurch die allergische Reaktionsbereitschaft des Organismus erhöht.

Die immunologische Reaktion beginnt im Prinzip mit einer vermehrten Differenzierung IgE-bildender Plasmazellen aus IgE-tragenden B-Zellen. Dieser Differenzierungsschritt steht unter der Kontrolle von $CD4^+$-T-Zellen bzw. deren TH_1- und TH_2-Subpopulationen. Virusinfektionen aktivieren TH_1-Lymphozyten, Allergene die TH_2-Lymphozyten. TH_1-Lymphozyten bilden IL-2 und INF-γ, die die Differenzierung der IgE-B-Zellen hemmen, während TH_2-Lymphozyten die Interleukine 4, 5, 6 und 10 produzieren, von denen vor allem das IL-4 die IgE-Produktion fördert. IL-4 und IL-5 spielen für die Eosinophilenaktivierung und -migration eine besondere Rolle. Die eigentliche allergische Reaktion beginnt mit der Freisetzung von Entzündungsmediatoren der Mastzelle.

FAZIT: Infektionen mit Rhinoviren können die allergische Reaktionsbereitschaft des Organismus erhöhen, indem sie die Expression des Adhäsionsmoleküls ICAM-1 und die Produktion von bestimmten Interleukinen fördern.

1.4 Etagenwechsel

Eine allergische Rhinitis, sei es nun eine saisonale oder perenniale Rhinitis, prädisponiert für ein allergisches Asthma bronchiale. Jeder 3. Patient mit allergischer Rhinitis entwickelt früher oder später ein Asthma bronchiale. Exogene Schadstoffe in der Luft, z. B. Zigarettenrauch usw., fördern den Etagenwechsel der allergischen Reaktionsbereitschaft von der Nase auf die unteren Atemwege. Ursache hier könnte unter anderem die konstante Hochregulation der ICAM-1-Expression sein.

FAZIT: Jeder 3. Patient mit allergischer Rhinitis entwickelt ein Asthma bronchiale. Die konstante Hochregulation von ICAM-1 könnte dabei eine wichtige Rolle spielen.

Literatur

Asher MI, Keil U, Anderson HR, Beasley R, Crane J, Martinez F, Mitchell EA, Pearce N, Sibbald B, Stewart AW, Strachan D, Weiland SK, Williams HC: International study of asthma and allergies in childhood (ISAAC): rationale and methods. Eur Respir 1995; 8: 483 – 491.

Dockery DW, Speizer FE, Stram DO, et al.: Effects of inhalable particles on respiratory health of children. Amer Rev Respir Dis 1989; 139: 587 – 594.

Duhme H, Weiland SK, Rudolph P, Wienke A, Kramer A, Keil U: Asthma and allergies among children in West and East Germany: a comparison between Münster and Greifswald using the ISAAC phase I protocol. Eur Respir 1998; 11: 840 – 847.

Holt P: Environmental factors and primary T-Cell sensitization to inhalant allergens in infancy: a reappraisal of the role of infections and air pollution. Pediat Allergy Immunol 1995; 6: 1 – 10.

ISAAC Steering Committee. International Study on Asthma and Allergy in Children ISAAC. Lancet 1998; 351: 1225.

Nicolai T, Bellach B, von Mutius E, Thefeld W, Hoffmeister H: Increased prevalence of sensitization against aeroallergens in adults in East compared with West-Germany. Clinical and Experimental Allergy 1997; 27: 886 – 892.

Robertson CF, Heycock E, Bishop J, Nolan T, Olinsky A, Phelan PD: Prevalence of asthma in Melbourne schoolchildren: changes over 26 years. Brit med J 1991; 302: 1116 – 1118.

Strachan DP: Hay fever, hygiene, and household size. Brit med J 1989; 299: 1259 – 1260.

von Mutius E, Illi S, Nicolai T, Martinez F: Relation of indoor heating with asthma, allergic sensitization, and bronchial responsiveness. British Medical Journal 1996; 312: 1448 – 1450.
von Mutius E, Martinez FD, Fritzsch C, Nicolai T, Roell G, Thiemann HH: Prevalence of asthma and atopy in two areas of West and East Germany. Amer J Respir Crit Care Med 1994; 149: 358 – 364.

2 Antihistaminika

M. Kerscher

2.1 Definition und Klassifikation

Entsprechend ihrem Angriffspunkt unterscheidet man H_1- und H_2-Antihistaminika. H_1-Blocker zur symptomatischen Behandlung von allergischen Erkrankungen werden im medizinischen Sprachgebrauch oft unter dem Begriff „Antihistaminika" zusammengefaßt. H_2-Antihistaminika werden dagegen als H_2-Blocker bezeichnet und zur Unterdrückung der Magensäureproduktion eingesetzt.

Bei den H_1-Blockern unterscheidet man „klassische" und „moderne" Antihistaminika (Tab. 2.**1**). Klassische Antihistaminika sind gut liquorgängig, binden auch an die zentralnervösen H_3-Rezeptoren und haben zudem zentral anticholinerge Effekte. Aus diesem Grund führen diese Substanzen zu Müdigkeit und Sedierung (vgl. Kap. 5, S. 74). Moderne Antihistaminika, zu denen Astemizol, Cetirizin, Loratadin, Terfenadin, Azelastin, Mizolastin und Fexofenadin zählen, haben weniger bzw. keine zentralnervösen Nebenwirkungen, da sie die Blut-Hirn-Schranke

Tab. 2.**1** Klassische und moderne Antihistaminika

Wirkstoff	Handelsname
klassische Antihistaminika	
Dexchlorpheniramin	Polaronil®
Dimetinden	Fenistil®
Clemastin	Tavegil®
moderne Antihistaminika	
Terfenadin	Teldane®
Loratadin	Lisino®
Cetirizin	Zyrtec®
Astemizol	Hismanal®
Mizolastin	Mizollen®
Fexofenadin	Telfast®

kaum überwinden, sowie eine hohe Spezifität für periphere H_1-Rezeptoren aufweisen.

FAZIT: Unter „Antihistaminika" versteht der Arzt im allgemeinen H_1-Histaminblocker. Man unterscheidet „klassische" und „moderne" Antihistaminika, wobei die modernen Antihistaminika spezifischer für die peripheren H_1-Rezeptoren sind und nicht oder nur sehr gering sedierend wirken.

2.2 Wirkprinzip

Antihistaminika bzw. H_1-Blocker hemmen die H_1-Rezeptoren und verhindern die Freisetzung von Mediatoren aus der Mastzelle, wodurch die allergische Sofortreaktion unterdrückt und die Spätreaktion vermindert wird (Abb. 2.**1**). Darüber hinaus haben einige moderne Antihistaminika noch antientzündliche Eigenschaften, die sogar einen prophylaktischen Einsatz sinnvoll machen könnten.

2.2.1 Allergische Sofortreaktion

Bei der allergischen Sofortreaktion, auch Typ-I-Reaktion nach Coombs und Gell genannt, treten innerhalb von wenigen Minuten bis zu einer halben Stunde nach Allergenkontakt klinisch faßbare Symptome auf. Die wichtigste Effektorzelle bei dieser Allergie vom Soforttyp ist die Mastzelle. Gemeinsam mit den basophilen Leukozyten ist sie der wichtigste Histaminspeicher im Körper.

Mastzellen sind außer im Gehirn ubiquitär vorhanden, in höchster Konzentration jedoch in der Lunge, im Verdauungstrakt und in der Haut. Sie stellen keine einheitliche Zellpopulation dar. Man kennt Bindegewebsmastzellen und Mukosamastzellen, die mit unterschiedlichen Enzymen ausgestattet sind. Das Enzymmuster ist für die Art der gebildeten Entzündungsmediatoren und somit auch die Art der allergischen Symptome am Manifestationsorgan verantwortlich.

Mastzellen binden Immunglobulin E (IgE). Die sehr stabile Verbindung erhöht die Halbwertszeit des IgE von normalerweise 2 – 3 Tagen auf mehrere Wochen. Rund 5 – 10% des gebundenen IgE sind spezifisch gegen bestimmte Allergene gerichtet. Ein Allergenkontakt führt durch eine Art Kettenreaktion zur Aktivierung und Degranulation der Mastzelle. Das Allergen bindet dabei an zwei benachbarte IgE-Antikörper auf der Mastzelloberfläche („bridging") und bewirkt einen vermehrten Kalziumeinstrom in die Zelle. Die Ausschüttung der gespeicherten Me-

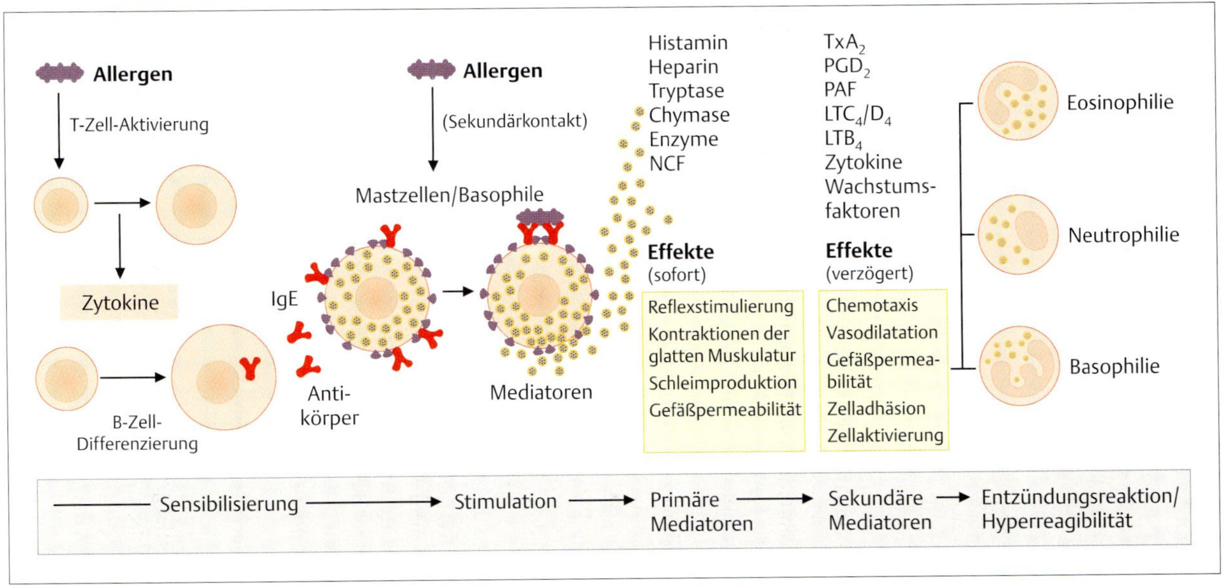

Abb. 2.**1** Ablauf der allergischen Reaktion.

TxA_2	Thromboxan A_2
PGD_2	Prostaglandin, das die Gefäßpermeabilität erhöht und zu Bronchokonstriktion führt
PAF	Plättchen aktivierender Faktor
LTC_4/D_4	Leukotriene C_4/D_4
LTB_4	Leukotriene B_4
NCF	Neutrophiler chemotaktischer Faktor

diatoren löst eine lokale Entzündung aus. Im Bereich der Haut, der Augen und der Nase führt es zu Erythem, Schwellung und Juckreiz, im Bereich der Atemwege zusätzlich zur Kontraktion der Bronchialmuskulatur.

Gleichzeitig mit Histamin werden zudem präformierte Mediatoren wie Heparin, Mastzell-Tryptase, Kallikrein, Plättchen aktivierender Faktor (PAF), Leukotriene, Prostaglandine und chemotaktische Faktoren, z. B. der Neutrophilen chemotaktische Faktor (NCF) und der Eosinophilen chemotaktische Faktor der Anaphylaxie (ECF-A) freigesetzt. Die Mastzell-Tryptase kann die Komplementkaskade aktivieren. Durch Kallikrein werden Plasmakinogene in entzündungsauflösende Kinine umgewandelt, wobei unter anderem Bradykinin entsteht, das die Kapillarpermeabilität steigert und zur Kontraktion glatter Muskelzellen führt. Die Bedeutung von Heparin für die allergische Entzündung ist nicht genau bekannt.

Leukotriene erhöhen die Kapillarpermeabilität sowie die Neutrophilenadhärenz an das Gefäßendothel. Sie führen zur Kontraktion der Bronchialmuskulatur und erhöhen die Schleimproduktion. Die Leukotriene C4, D4 und E4, die unter dem Begriff „slow reacting substances of anaphylaxis" (SRS-A) zusammengefaßt werden, greifen in der Frühphase des allergischen Geschehens ein. Im Vergleich zur Histaminwirkung setzt die Wirkung der Leukotriene später ein und hält länger an. Von den Prostaglandinen ist insbesondere PDG_2 von Interesse, das fast ausschließlich von Mastzellen gebildet und oft als Maß für die Mastzellenaktivität herangezogen wird (Abb. 2.**2**). PGD_2 erhöht die Gefäßpermeabilität und führt zur Bronchokonstriktion. Der plättchenaktivierende Faktor (PAF) ist ein weiterer wichtiger Entzündungsmediator. Es gehört zu den stärksten bekannten Spasmogenen, erhöht die Gefäßpermeabilität in Haut und Lunge, kann Mikrothromben induzieren und fördert die Aktivierung von Eosinophilen.

Alle Mediatoren einschließlich Histamin sind Vermittler der Spätphase der allergischen Reaktion vom Soforttyp, die sich 4–24 h nach Allergenkontakt abspielt.

2.2.2 Spätphase der allergischen Reaktion vom Soforttyp

Die allergische Spätreaktion („Late-phase-reaction") ist eine Folge der IgE-bedingten Sofortreaktion und spielt sich 4–24 h nach Allergenkontakt ab. Die primären Mediatoren stimulieren Mastzellen und andere Entzündungszellen zur Produktion von Zytokinen, Wachstumsfaktoren und Adhäsionsmolekülen, die Leuko- und Lymphozyten (insbesondere

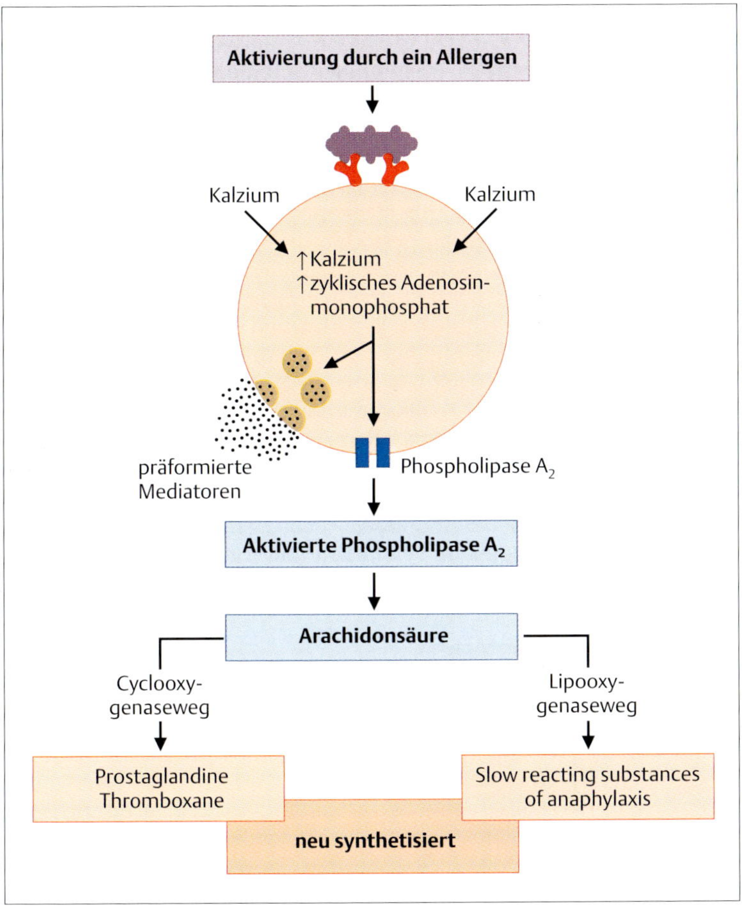

Abb. 2.**2** Neubildung von Prostaglandinen bzw. Leukotrienen in der Mastzelle. Die Freisetzung von Mediatoren aus der Mastzelle stimuliert die Synthese neuzubildender Entzündungsmediatoren. Das Schlüsselenzym Phospholipase A_2 baut Phospholipide aus der Mastzellmembran in Arachidonsäure um, aus der dann je nach Mastzelltyp durch die Cyclooxygenase Prostaglandine oder Thromboxane bzw. durch die Lipooxygenase die SRS-A und Leukotriene entstehen.

Eosinophile und T-Zellen) anziehen und für die Hyperreagibilität und Gewebeveränderungen in der Spätphase verantwortlich sind.

Das zahlreiche Auftreten eosinophiler Granulozyten ist ein typisches Zeichen dieser allergischen Spätphase. Die natürliche und artifizielle nasale Allergenprovokation beispielsweise bewirkt bei fast 70% aller Personen mit einem positiven Testergebnis einen signifikanten Eosinophilenanstieg im Nasensekret. Bei atopischer Dermatitis ist die Haut von Eosinophilen infiltriert. Die eosinophilen Zellen sind reichlich mit zytotoxischen Mediatoren ausgestattet, die sie nach Stimulation freisetzen. Funktion und Aktivität der Eosinophilen werden von Zytokinen gesteuert. Die Zytokine GM-CSF und insbesondere IL-5 verlängern die Überlebenszeit der Eosinophilen. IL-3, IL-5 und GM-CSF verstärken ihre Reaktionsbereitschaft auf Mediatoren. PAF kommt dabei große Bedeutung zu. Die Wechselwirkung zwischen PAF und Eosinophilen mündet in einen Teufelskreis: die Eosinophilen enthalten PAF, PAF wiederum lockt die Eosinophilen an und aktiviert sie. Zu den Faktoren, die das Eindringen von Zellen in geschädigte Gewebebezirke fördern, gehört auch die vermehrte Expression von Adhäsionsmolekülen wie ICAM-1 und VCAM-1. Sie dienen den Entzündungszellen und Viren (vgl. Kap. 1) als „Anker". Adhäsionsmoleküle verstärken und unterhalten somit ebenfalls die allergische Reaktionsbereitschaft.

2.2.3 Wirkung von Loratadin

Die antiallergische und entzündungshemmende Wirkung des modernen Antihistaminikums Loratadin beruht auf folgenden Mechanismen:

- Blockade der Histaminwirkung durch kompetitive Hemmung der peripheren H_1-Rezeptoren
- Inhibition der Freisetzung der primären Mediatoren durch Hemmung des Kalzium-Einstroms in die Mastzelle
- Reduktion der Bildung, Sekretion und Expression von sekundären Mediatoren, wie z. B. Zytokinen, Eosinophilen und Adhäsionsmolekülen

Die Wirkmechanismen von Loratadin sind in zahlreichen In-vitro- und In-vivo-Untersuchungen gut dokumentiert. Loratadin hemmt die Freisetzung zahlreicher primärer Mediatoren (z. B. von Histamin, Leukotrien C4, D4, E4, Prostaglandin D2, Bradykinin usw.), indem es die Kalziumaufnahme in die Mastzelle vermindert (Abb. 2.**3**). Die Histaminfreisetzung aus Mastzellen der Lunge wird um bis zu 90%, die Histaminfreisetzung aus Mastzellen der Haut wird um bis zu 80% vermindert (Tab. 2.**2**). Des weiteren führt Loratadin zu einer konzentrationsabhän-

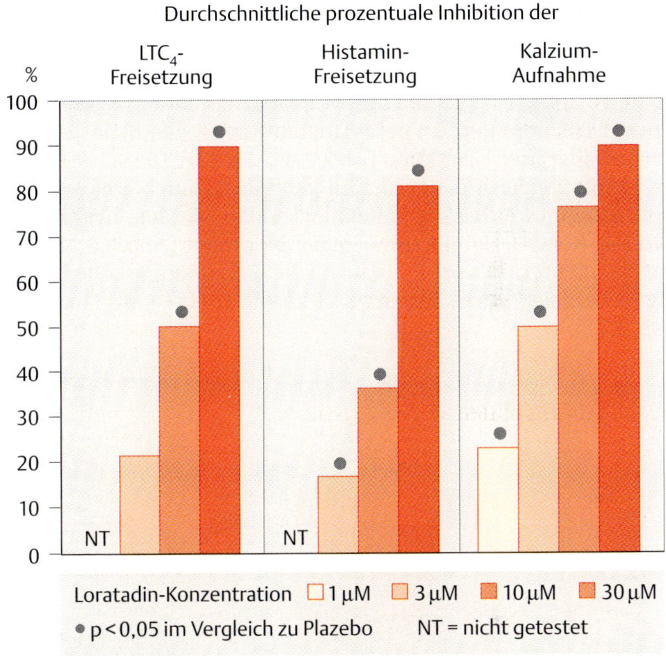

Abb. 2.**3** Einfluß von Loratadin auf die LTC_4- und Histaminfreisetzung sowie die Kalziumaufnahme in MC9-Zellen.

Tab. 2.**2** Blockade der Mediatorfreisetzung in vitro

Loratadin Konzentration	**aus periton. Mastzelle**	**aus MC9-Mastzelle**	
	Histamin	**Histamin**	**LTC4**
3 µM	17%	18%	22%
10 µM	28%	37%	50%
30 µM	87%	82%	90%

gigen, direkten Hemmung auf die durch verschiedene Agonisten provozierte Thrombozytenaggregation und verringert die aggregationsfördernde Wirkung von Thrombin.

Loratadin hat auch einen günstigen Einfluß auf die Spätphase der allergischen Reaktion. Es senkt die Zahl von Entzündungszellen, insbesondere der Eosinophilen, im geschädigten Gebiet signifikant und dämpft ihre pro-allergische Funktion (Abb. 2.**4**, 2.**5 a** u. **b**). Die starke Reduktion von Eosinophilen durch Loratadin kann auch durch eine verminderte Expression von Adhäsionsmolekülen erklärt werden. Unter Loratadin wird z. B. ICAM-1 signifikant weniger exprimiert (Abb. 2.**6**). Die Reduktion der Sekretion von Zytokinen, die Entzündungszellen anlocken, trägt ebenfalls zum antientzündlichen Effekt von Loratadin bei (Abb. 2.**7**).

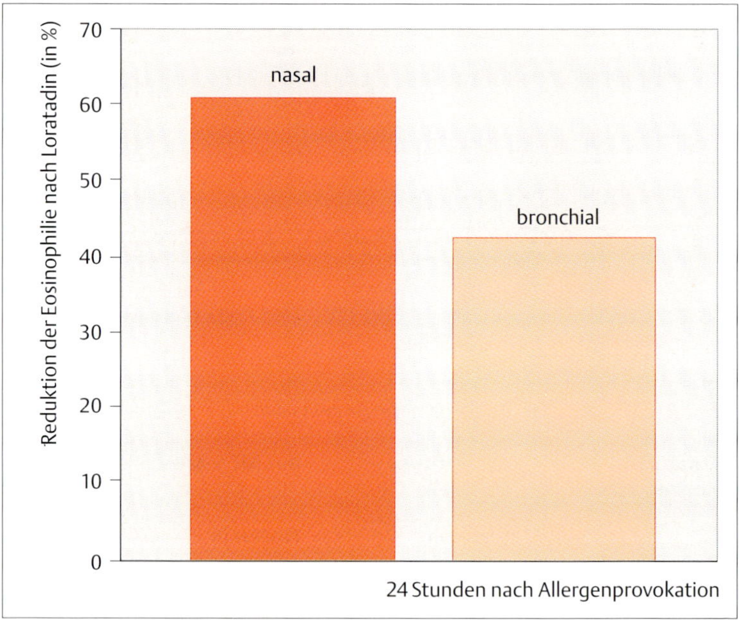

Abb. 2.**4** Reduktion der Eosinophilie in Prozent nach Loratadin-Prämedikation.

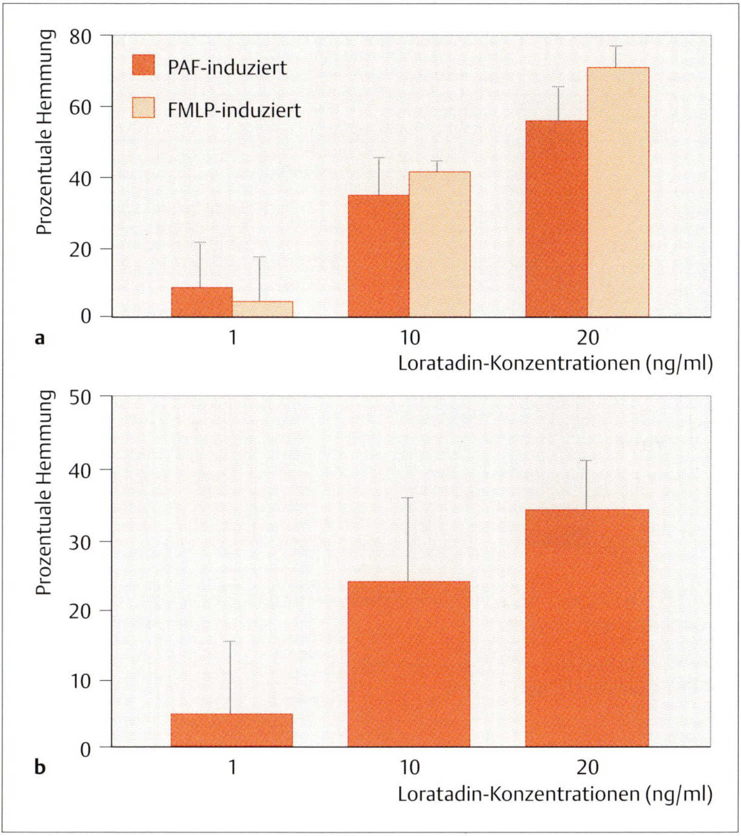

Abb. 2.**5** **a** Hemmung der Eosinophilen-Chemotaxis durch Loratadin. Prozentuale Hemmung der PAF-(1 µM-) und FMLP-induzierten Eosinophilen-Chemotaxis durch Loratadin. Jeder Wert stellt den Mittelwert ± Standardabweichung von 6 Probanden dar. **b** Hemmung der PAF-induzierten Superoxidation-Bildung durch Loratadin. Prozentuale Hemmung der Superoxidation-Bildung der Eosinophilen durch Loratadin 60 min nach PAF-(1 µM-)Stimulation. Jeder Wert stellt den Mittelwert von 7 Probanden dar.

FMLP N-fornyl-methionyl-leucyl-phenyl-alanin

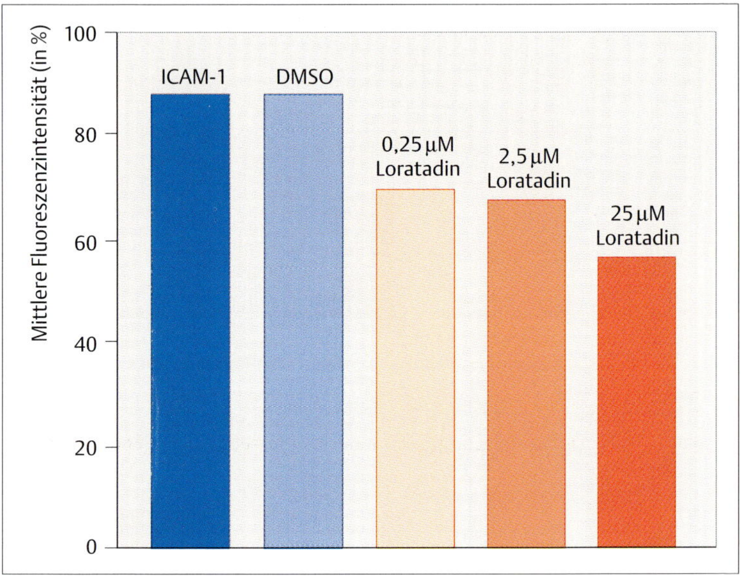

Abb. 2.**6** Loratadin (2,5 µM und 25 µM) verringert signifikant den ICAM-1-Gehalt in Langerhanszellen.

ICAM-1	Intercellular adhesion molecule-1
DMSO	Dimethylsulfoxid

FAZIT: Antihistaminika verhindern durch Blockade der H_1-Rezeptoren die Auswirkungen von Histamin und hemmen zudem die Freisetzung von Mediatoren aus Mastzellen. Loratadin hat gut dokumentierte Wirkungen auf die Früh- und Spätphase der allergischen Reaktion. Es vermindert die Synthese von Mediatoren, die Produktion von verschiedenen Zytokinen, die Zahl der Entzündungszellen im Allergiegebiet und die Expression des Adhäsionsmoleküls ICAM-1. Zusätzlich hemmen Antihistaminika entzündliche Reaktionen.

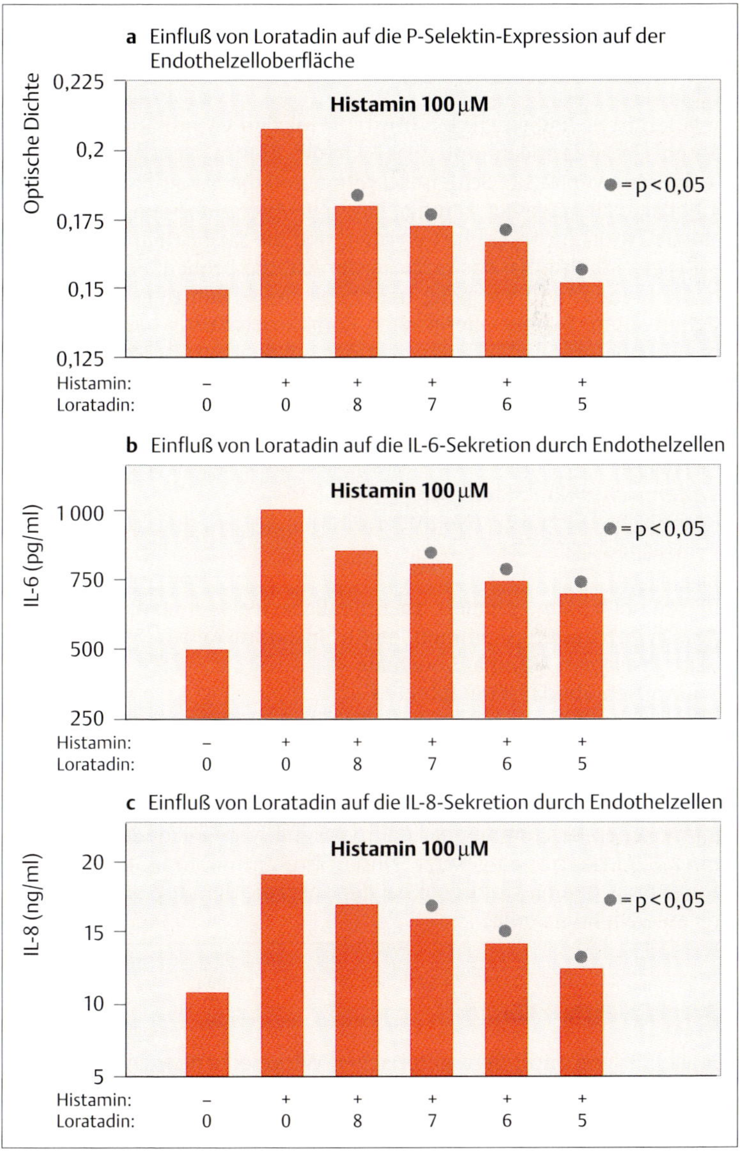

Abb. 2.**7 a – c** Einfluß von Loratadin auf die Expression von p-Selektin und die Zytokinbildung.

2.3 Indikationen

2.3.1 Indikationen zur Therapie

Die allergische Sofortreaktion führt zur lokalen Vasodilatation und erhöhten Gefäßpermeabilität, was Ödeme, Kontraktionen der glatten Muskulatur, verstärkte Schleimsekretion und die Stimulation neuronaler Reflexe zur Folge hat. Häufige klinische Allergieformen, die auf eine Sofortreaktion zurückgeführt werden, sind die saisonale und perenniale allergische Rhinitis, das extrinsische Asthma bronchiale, die Urtikaria, die Bienen- und Wespengiftallergien sowie Nahrungsmittelunverträglichkeiten. Bei der allergischen Kontaktdermatitis handelt es sich um eine Überempfindlichkeitsreaktion vom Spättyp (Typ-IV-Reaktion).

Gesicherte und gängige Indikationen zur Monotherapie bzw. zum adjuvanten Einsatz von Antihistaminika sind derzeit:
- Saisonale und perenniale allergische Rhinitis
- Urtikaria
- Allergisches Kontaktekzem
- Atopische Dermatitis (Neurodermitis)
- Varizellen

Klinisch noch nicht gesichert, aber möglicherweise sinnvoll, ist der Einsatz von entzündungshemmenden Antihistaminika bei:
- Extrinsischem Asthma bronchiale
- Allergisch überlagerten Infekten
- Pruritus und Prurigoerkrankungen
- Polymorpher Lichtdermatose

FAZIT: Moderne Antihistaminika werden derzeit bevorzugt zur symptomatischen Behandlung der Pollinosis und von juckenden Dermatosen (z.B. Urtikaria) eingesetzt. Durch ihre antiinflammatorischen Eigenschaften spielen sie zudem bei der Therapie der atopischen Dermatitis eine wichtige Rolle.

2.3.2 Präventiver Einsatz

Die vielfältigen antiinflammatorischen Wirkmechanismen von Loratadin, insbesondere die Downregulation (verminderte Expression) von ICAM-1, könnten möglicherweise die Entwicklung und den Verlauf der Allergie sowie die Anfälligkeit von Kindern für Rhinovirus-Infekte günstig beeinflussen. Der präventive Effekt einer Loratadin-Langzeitbehandlung wird derzeit in 3 weltweit durchgeführten klinischen Studien geprüft. In PREVENTIA I wird untersucht, wie stark Loratadin die Zahl der Atemwegsinfekte bei Kleinkindern vermindert. In PREVENTIA II wird insbesondere die Frage untersucht, ob Loratadin die Zahl von Virus-induzierten Asthmaanfällen bei Schulkindern senkt, während in PREVENTIA III der Effekt von Loratadin bei Erwachsenen mit saisonaler Rhinitis in Großstädten mit unterschiedlicher Luftqualität untersucht wird.

FAZIT: Moderne Antihistaminika mit entzündungshemmender Wirkung wie Loratadin können möglicherweise bei prophylaktischem Einsatz die Entwicklung und den Verlauf der Allergie günstig beeinflussen.

Literatur

Ciprandi G, Buscaglia S, Marchesi E, Canonica GW, et al.: Protective effect of loratadine on specific conjunctival provocation test. Int Arch Allergy Appl Immunol 1991; 96: 344–347.

Cuss F, Gubelkain A, Egan R, et al.: Eosinophilia in nasal and bronchial lavage is inhibited by Loratadine. Clin Exp Allergy 1990; 20 (Suppl. 1): 57.

Eda R, et al.: In-vitro effects of loratadine upon function of human eosinophils. Annals of Allergy 1993; 71: 373–378.

Kreutner W, Chapman RW, Gulbenkain A, Siegel MI: Antiallergic activity of Loratadin, a non-sedating antihistamine. Allergy 1987; 42: 57–63.

Letari O, Miozzo A, Sala A, Bolla M, Rovati GE, Nicosia S, Folco GC: Loratadine inhibits calcium increase in peritoneal macrophages and leucotriene release in human bronchial strips. J Allergy Clin Immunol 1992; 47: 237.

Letari O: Effects of loratadine on cytosolic Ca^{2+} levels and leucotriene release: novel mechanism of action independent of the anti-histamine activity. Eur J Pharmacol 1994; 266: 219–227.

Lippert U, et al.: Pharmacological modulation of IL-6 and IL-8 by the H_1-antagonist decarboethoxy-loratadine an dexamethasone by human mast and basophilic cell lines. Exp Dermatology 1995; 4: 272–276.

Miadonna A: Antiallergic activity of loratadine: inhibition of leucotriene C4 release from human leucocytes. Clin Exp Allergy 1995; 25: 363–370.

Molet S, Gosset P, Czarlewski W, Tonnel AB: Inhibition by loratadine of histamine-induced activation of human endothelial cells. Amer J Respir Crit Care Med 1995; 151: A 380.

Patella V, Casolaro E, Marchesi E, Marone G: Anti-inflammatory effect of loratadine on human mast cells. J Allergy Clin Immunol 1992; 47: 12–47.

Pistelli A, Di Bello M, Raspanti S, Masini E, Mannaioni PF: New pharmacological profiles of loratadine: Effect on platelet aggregation and histamine release from repository cells. Agents actions 1993; 38: C200–C202.

Raptopoulo M, et al.: The effect of loratadine on activated cells of the nasal mucosain patients with allergic rhinitis. J Allergy Clin Immunol 1992; 47: 50.

Staquet M, Reano A, Schmitt D, Czarlewski W: Loratadin downregulates ICAM-1 expression on human keratinocytes and Langerhans cells. Europ J Dermatol 1996; 4: 6.

Temple DM, McCluskey M: Loratadine, an antihistamine, blocks antigen- and inophore induced leukotriene release from human lung in vitro. Prostaglandins 1988; 45: 549–555.

Vignola AM, et al.: Inhibitory activity of loratadine and decarboethoxyloratadine on expression of ICAM-1 and HLA-DR by nasal epithelial cells. Allergy 1995; 50: 200–203.

3 Antihistaminika bei allergischen Atemwegserkrankungen

R. Mösges und T. Nicolai

3.1 Saisonale Rhinitis allergica

3.1.1 Klinisches Bild

Die bekannteste Form der allergischen Rhinitis ist der sogenannte Heuschnupfen (Rhinitis allergica saisonalis, Pollinosis). In den industrialisierten Ländern leiden etwa 10 – 17% der Menschen an einer Pollen-allergischen Rhinitis, wobei Prävalenz und Inzidenz stark altersabhängig sind. Besonders häufig sind Kinder und Jugendliche betroffen. Etwa 80% der Patienten erkranken vor dem 30. Lebensjahr. Mit zunehmendem Alter kann das Krankheitsbild schwächer werden bzw. ganz verschwinden.

Charakteristisch für den Heuschnupfen ist das streng saisonale Auftreten der Beschwerden in der Flugzeit der auslösenden Pollen. Allergene sind hauptsächlich Pollen von Bäumen, Gräsern und Kräutern, die durch Wind bestäubt werden. Mit Beginn der Blütezeit setzen Prodromi ein, z.B. Juckreiz in der Nase, Jucken und/oder Brennen der Mundschleimhaut, des Rachens und der äußeren Gehörgänge sowie Fremdkörpergefühl an den Konjunktiven. Bei starkem Pollenflug kann sich schlagartig das Vollbild der Pollinosis einstellen. Innerhalb von wenigen Minuten nach Allergenkontakt kommt es zu anfallsartigen Niesattacken, massivem Juckreiz und weißlich-wäßriger Rhinorrhö. Im Bereich der Konjunktiven, die bei 80 – 90% der Patienten mehr oder weniger stark mitreagieren, treten Juckreiz, Tränenfluß, Gefäßinjektion, Lidschwellung und Photophobie auf.

Die Mukosaschwellung erreicht nach 30 min ihr Maximum, die Nasenatmung ist behindert. Die Nasennebenhöhlen sind häufig im Sinne eines temporären Sekretverhaltes beteiligt. Allgemeine Zeichen der Pollinosis sind Abgeschlagenheit, Krankheitsgefühl und Schwäche. Fieber tritt jedoch nicht auf. Bei länger bestehender unbehandelter Pollinosis kann eine Einschränkung des Geruchssinnes auftreten. Pharyngeale Reizerscheinungen können auf die ständige Mundatmung sowie auf direkten Allergenkontakt zurückgehen. Durch das ständige Hochwischen der Nasenspitze („Allergikergruß") kommt es insbesondere bei Kindern zur Bildung einer Querfalte an der Nase (Abb. 3.**1**).

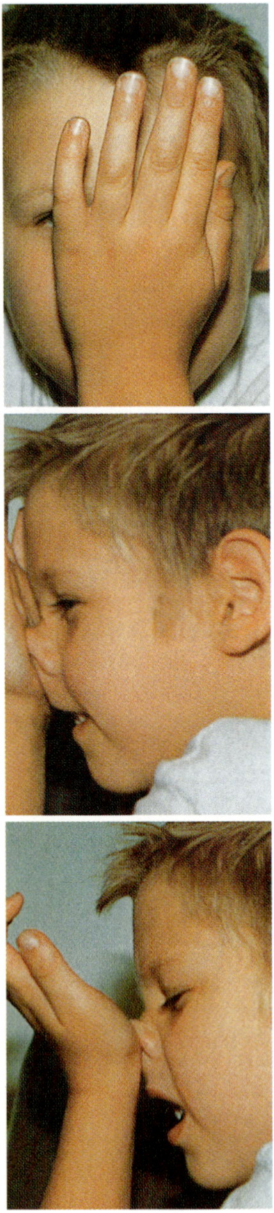

Abb. 3.**1** „Allergikergruß" bei einem achtjährigen Jungen. Diese Geste fällt bei Kindern mit allergischer Rhinitis sehr häufig auf. Die Kinder reiben mit Fingern und Handfläche die Nasenspitze hoch und schniefen dabei. Der Grund für den „Allergikergruß" ist die juckende Nase. Die Bewegung kann aber, wenn sie einmal zur Gewohnheit geworden ist, trotz erfolgreicher Behandlung der Rhinitis bestehen bleiben. Langfristig kann sich eine bleibende Nasenfalte bilden.

FAZIT: Die Beschwerden bei saisonaler allergischer Rhinitis sind streng auf die Pollenflugzeit beschränkt. Leitsymptome sind Juck- und Niesreiz, Rhinorrhö und behinderte Nasenatmung. Eine begleitende Konjunktivitis findet sich bei 80–90% der Patienten.

3.1.2 Diagnostik

Im Mittelpunkt der Diagnostik steht die sorgfältige allergologische Anamnese (Tab. 3.**1**). Dabei sollte insbesondere nach Art und Schweregrad der Beschwerden sowie nach dem örtlichen, zeitlichen und situativen Zusammenhang des Auftretens gefragt werden. Das Führen eines Allergie-Tagebuches ist empfehlenswert, um die Selbstbeobachtung des Patienten zu fördern und gleichzeitig das Ansprechen der Therapie zu überwachen. Der klare zeitliche Zusammenhang zwischen Pollen-Flugzeit und Beschwerden ist pathognomonisch für die saisonale Rhinitis und erlaubt meist sogar eine Eingrenzung auf die in Frage kommenden Allergene.

Bei der Rhinoskopie sieht man meist eine unspezifische ödematöse Schwellung sowie eine entzündliche Rötung oder livide Verfärbung der Mukosa. Die unteren Nasenmuscheln können hyperplastisch sein. Blutkrusten am Locus Kieselbachii sind häufig, besonders bei Kindern. Das Nasensekret ist weißlich bis klar und dünnflüssig („Fließschnupfen") oder aber zäh und klebrig („Stockschnupfen"). Bei eitrig-milchigem Sekret liegt meist eine bakterielle Superinfektion vor. Eine begleitende seröse Otitis media läßt sich bei 25% der Kinder mit allergischer Rhinitis nachweisen.

Differentialdiagnostisch müssen bei behinderter Nasenatmung mechanische Faktoren (z.B. Septumdeviation, Tumoren, Fremdkörper usw.) sowie andere schwere organische Erkrankungen (z.B. Wegenersche Granulomatose usw.) ausgeschlossen werden. Im Kindesalter können adenoide Vegetationen die Nasenatmung beeinträchtigen. Bei klarem wäßrigem Sekret und unklarem zeitlichen Zusammenhang mit der Pollenflugzeit kommen eine Hausstaubmilben-Allergie (perenniale Rhinitis) und nicht-allergische Ursachen in Frage. Bei der Hausstaubmilben-Allergie sind die Beschwerden meist im Spätsommer und Herbst am stärksten ausgeprägt, da in diesem Zeitraum die Milben-Konzentration am höchsten ist.

Bei nicht-allergischer (oder „vasomotorischer") Rhinitis unterscheidet man anhand des Befundes der Nasensekret-Zytologie eine Hyperreaktivität der Nasenschleimhaut ohne Entzündung von einer eosinophilen Entzündung (Abb. 3.**2**). Die entzündliche Reaktion geht in beiden

Tab. 3.1 Fragebogen bei Verdacht auf Allergien

Allergieanamnese

Beschwerden	❐ saisonal ❐ perennial ❐ situativ (Staub/Schwimmbad) ❐ tagsüber ❐ morgens ❐ abends ❐ nachts ❐ dauernd im Urlaub ❐ besser ❐ schlechter seit ...... Monaten seit ...... Jahren
Beschwerdebeginn nach	❐ Umzug ❐ Arbeitswechsel ❐ Arbeitsplatzwechsel ❐ Urlaub ❐ Erkrankung ❐ Medikamenten (Pille) ❐ Haustieren ❐ Hobby
Nahrungsmittel	Milch ❐ ja ❐ nein (warm/kalt) Eier ❐ ja ❐ nein (hart/weich) Bier ❐ ja ❐ nein Sekt ❐ ja ❐ nein Wein ❐ ja ❐ nein hochprozentige Getränke ❐ ja ❐ nein ❐ Tomaten ❐ Erdbeeren ❐ Kohl ❐ Zitrusfrüchte ❐ Zwiebeln ❐ Fisch ❐ Krabben ❐ Muscheln ❐ Nüsse ❐ ...
Haustiere	❐ Hund ❐ Katze ❐ Kaninchen ❐ Vögel ❐ Pferde ❐ ... ❐ Pelze ❐ Felle ❐ Wollteppiche ❐ Teppichboden
Haus	Alter: ... Jahre ❐ trocken ❐ feucht ❐ Stockflecken ❐ Stadt/Stadtrand ❐ Garten ❐ Holzdecken
Beruf	.... **Arbeitsplatz** ....
Klimaanlage	❐ ja ❐ nein **Hobby** ....

Bisherige Allergiemedikamente

❐ Cortison, zuletzt vor ...

❐ DNCG (Intal/Lomupren) ❐ mit Erfolg ❐ ohne Erfolg

❐ Antihistaminika

❐ Beruhigungsmittel (Valium/Lexotanil)

❐ Migränemittel

❐ Nasentropfen

❐ Asthmamedikamente

Bisherige Allergie-Testung: ❐ positiv ❐ nicht durchgeführt
Nasen-Oralteste: ❐ ja ❐ nein

Bisherige Hyposensibilisierung mit: ....

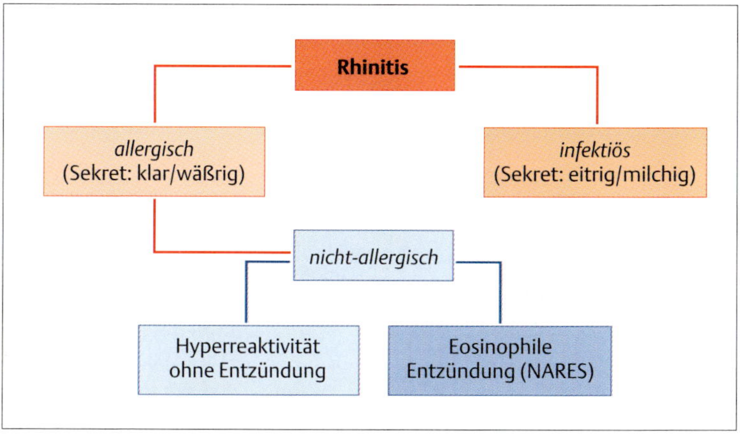

Abb. 3.**2** Klassifikation der Rhinitis anhand des Nasensekrets.

Fällen auf unspezifische irritative Reize (z.B. Kaltluft, Rauch, Staub usw.) zurück. Wegen der Ähnlichkeit zur atopischen Dermatitis könnte man die vasomotorische Rhinitis auch als „atopisches Ekzem der Nasenschleimhaut" bezeichnen.

Um den Verdacht auf eine saisonale Rhinitis zu verifizieren, ist eine Hauttestung indiziert (Abb. 3.**3**). Methode der Wahl ist der Pricktest mit standardisierten Extrakten. Der Reibtest ist nur angezeigt, wenn solche Extrakte nicht erhältlich sind. Der Intrakutantest als sensitivster Hauttest zeigt oft positive Reaktionen, wenn der Pricktest negativ war. Ein positiver Hauttest bei saisonaler Rhinitis beweist, sofern unspezifische Reaktionen ausgeschlossen sind, daß eine systemische Sensibilisierung besteht. Die klinische Relevanz dieser Sensibilisierung ist allerdings nur im Kontext von Anamnese und ggf. Provokationstest sicher beurteilbar.

In-vitro-Untersuchungen wie die Bestimmung von Gesamt-IgE und allergenspezifischem IgE sind relativ teuer und sollten möglichst spezifisch erfolgen. Die Bestimmung von allergenspezifischem IgE ohne vorherige Hauttestung ist nur in Ausnahmefällen indiziert, beispielsweise wenn:

- die Hautreaktivität nicht normal ist,
- die Hauttestung eine Gefährdung des Patienten darstellen könnte (z.B. bei Insektengift-Allergie),
- die Kooperation schlecht ist,
- entsprechende Allergene zur Hauttestung nicht zur Verfügung stehen.

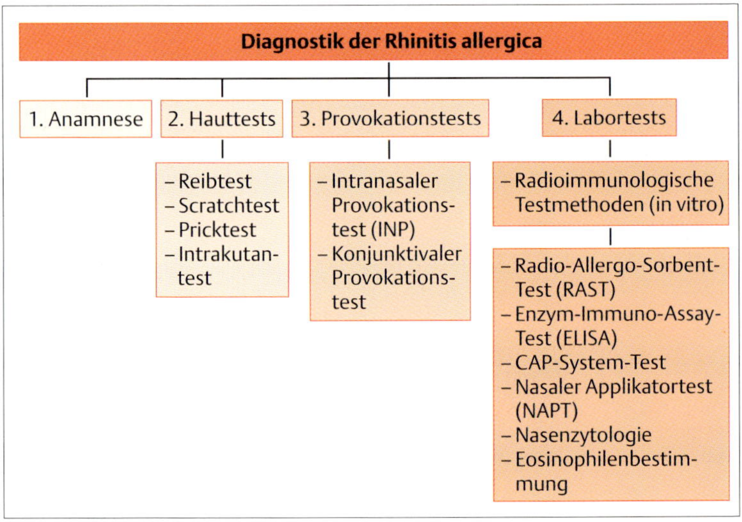

Abb. 3.**3** Diagnostische Palette bei allergischer Rhinitis.

Die gezielte Bestimmung von allergenspezifischem IgE bei positivem Hauttest ist indiziert, um die klinische Relevanz des Befundes zu erhärten. Ein positiver Hauttest ist zwar ein Zeichen für die Präsenz von spezifischem IgE auf den Hautmastzellen, läßt aber die Funktionalität der IgE-Moleküle außer acht, d. h. er ist nicht beweisend für die ausreichende IgE-Präsenz am Erfolgsorgan Nasenschleimhaut. Allergenspezifisches IgE persistiert länger auf den Mastzellen als im Serum. IgE im Serum hat eine Halbwertszeit von wenigen Tagen und ist daher nur nachzuweisen, wenn in dieser Zeit ein Allergenkontakt stattgefunden hat. Gängigster Labortest zur Bestimmung des allergenspezifischen IgE ist der RAST (Radio-Allergo-Sorbens-Test), dessen Ergebnis in 4 Klassen angegeben wird. Klasse 0 bedeutet nicht reaktiv, Klasse I schwach positiv. Ein Ergebnis von Klasse II und mehr wird als positiv angesehen.

Als sicherster Nachweis einer allergiespezifischen Hyperreagibilität der Nasenschleimhaut gilt ein positiver nasaler Provokationstest. Indikationen für eine nasale Provokation sind:

- anamnestischer Bezug der Beschwerden zum Pollenflug ohne bzw. mit fraglichem oder schwachem positiven Hauttest/RAST
- positiver Hauttest/RAST ohne anamnestischen Bezug

- negativer oder nicht beurteilbarer Hauttest, z.B. bei Patienten mit Neurodermitis oder Urticaria factitia,
- Eingrenzung der relevanten Allergene bei polyvalenten Allergikern vor Beginn einer Hyposensibilisierung,
- Verlaufskontrolle einer allergischen Rhinitis und Erfolgsbeurteilung einer Hyposensibilisierung,
- Gutachten.

Ein nasaler Provokationstest kann auch indiziert sein, um auf ein allergisches Asthma bronchiale hinzuweisen, da bei Pollen-Allergikern das Ergebnis von Nasen- und Lungenprovokation in über 90% der Fälle übereinstimmen.

FAZIT: Zur Basisdiagnostik bei saisonaler Rhinitis gehören eine sorgfältige allergologische Anamnese, die Hauttestung und die Bestimmung des allergenspezifischen IgE im Serum (z.B. RAST). Bei unklaren Befunden, bzw. wenn eine Hyposensibilisierung geplant ist, sollte ein intranasaler Provokationstest durchgeführt werden.

3.1.3 Therapieoptionen

Allergenkarenz: Allergenkarenz bedeutet Meiden des Kontakts mit dem auslösenden Allergen. Voraussetzungen dafür sind Kenntnisse von Art, Vorkommen und Eigenschaften der auslösenden Allergene, eine gute Selbstbeobachtung und die Bereitschaft des Patienten, sich entsprechend zu verhalten. Bei der Pollinosis ist eine vollständige Allergenkarenz aufgrund des ubiquitären Vorkommens von Pollen in der Regel nicht realistisch, es ist allerdings möglich, die Pollenbelastung deutlich zu reduzieren. Die Blütezeit der verschiedenen Pflanzen lassen sich anhand entsprechender Tabellen eruieren, wobei die lokalen Gegebenheiten beachtet werden müssen (Abb. 3.**4**). In Tageszeitungen, im Radio oder Lokalfernsehen oder auch telefonisch kann man sich anhand der Pollenflugvorhersage über die zu erwartende Pollenbelastung informieren (Tab. 3.**2**). Grundsätzlich ist bei schwachem bis mäßigem Wind und warmem, trockenem Wetter mit vermehrtem Pollenflug zu rechnen. Die Pollenkonzentration ist auf dem Land morgens, in der Stadt abends am höchsten.

Fenster und Türen sollten in dieser Zeit geschlossen gehalten werden. In Klimaanlagen empfiehlt sich die Installation eines Pollenfilters. In Wohnräumen ist feuchtes Wischen zur Entfernung von absedimentierten Pollen günstiger als Staubsaugen, es sei denn, das Gerät ist mit

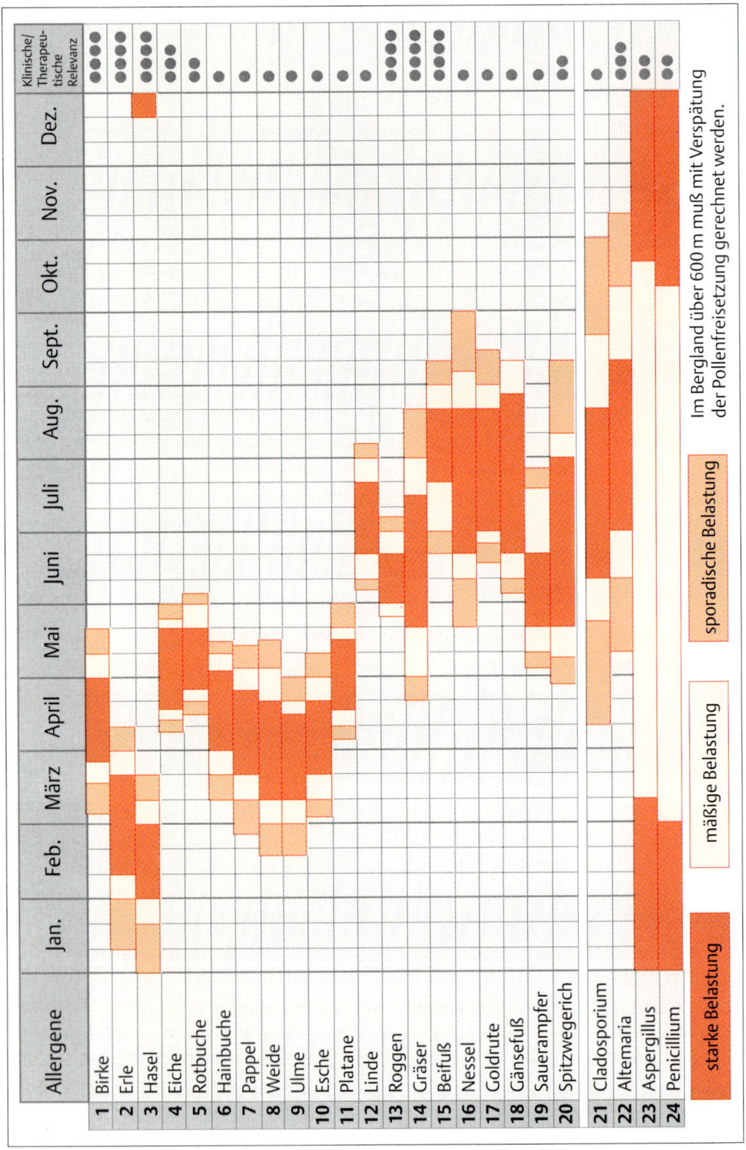

Abb. 3.**4** Blühkalender nach Dr. P. v. Wahl (© Scherax, P. v. Wahl/W. Kersten).

Tab. 3.**2** Telefonische Pollenflugvorhersage

Allgemeine Informationen	**Bundesweit anwählbare Telefonnummern zur Regionalansage des Pollenflugs der einzelnen Bundesländer**	
Stiftung Deutscher Polleninformationsdienst, Burgstraße 12, 33175 Bad Lippspringe, Tel. 05252/52081, Fax 05252/954501, Btx 44440260	Generalansage:	0190/115480
	Schleswig-Holstein	0190/115481
	Hamburg	0190/115482
	Niedersachsen, Bremen	0190/115483
	Mecklenburg-Vorpommern	0190/115484
	Nordrhein-Westfalen	0190/115485
	Hessen	0190/115486
	Brandenburg, Berlin	0190/115487
	Sachsen-Anhalt	0190/115488
	Thüringen	0190/115489
	Sachsen	0190/115490
	Saarland	0190/115491
	Rheinland-Pfalz	0190/115492
	Baden-Württemberg	0190/115493
	Bayern	0190/115494

einem entsprechenden Filter ausgestattet. Geschlossene Fenster im Schlafzimmer, Wechseln der Kleidung außerhalb des Schlafzimmers, Duschen und Waschen der Haare vor dem Schlafengehen sorgen für einen möglichst pollenfreien, ruhigen Schlaf.

FAZIT: Allergenkarenz ist bei der Pollinosis kaum möglich, wohl aber eine deutliche Reduktion der Pollenbelastung durch entsprechende Maßnahmen.

Topische Behandlungsmöglichkeiten: Zur topischen intranasalen Applikation stehen α-Sympathikomimetika, Anticholinergika, Mastzellstabilisatoren, Antihistaminika und Glukokortikoide zur Verfügung.

α-Sympathikomimetika bewirken durch Vasokonstriktion der nasalen Gefäße eine Abschwellung der Nasenschleimhaut und dadurch eine rasche und deutliche Verbesserung der nasalen Obstruktion. Sie sollten jedoch nur kurzfristig gegeben werden, da sie aufgrund einer ausgeprägten Tachyphylaxie bald ihre Wirksamkeit verlieren und bei langer Anwendung zur Rhinitis medicamentosa führen, d.h. zum Auftreten einer Schleimhautschwellung beim Absetzen.

Anticholinergika können per Adapter intranasal angewandt werden. Sie werden vor allem bei nicht anders zu beherrschender Hypersekretion eingesetzt. Nebenwirkungen der Langzeittherapie sind Austrocknen der Schleimhäute, Miktionsstörungen, Tachykardie, Hustenreiz und Akkommodationsstörungen. Bei Engwinkelglaukom ist Vorsicht geboten.

Mastzellstabilisatoren wirken nur prophylaktisch, d.h. bei bestehenden Beschwerden tritt die volle Wirkung erst nach mehreren Tagen ein, und sie müssen regelmäßig alle 4 – 6 h angewandt werden.

Die intranasale Applikation von **Antihistaminika** wirkt vor allem Niesreiz, Juckreiz und Rhinorrhö entgegen. Die Wirkung setzt relativ rasch ein; die Präparate müssen 2mal täglich angewandt werden.

Vorteil der topischen **Glukokortikoide** ist ihre gute Wirksamkeit gegen die nasale Obstruktion. Eine Besserung der Symptome ist allerdings erst nach 2 – 4 Tagen zu erwarten. Bei Langzeitanwendung muß auf Nebenwirkungen, z.B. Atrophie der Schleimhäute, Septumperforation usw., vor allem bei älteren Kombinationspräparaten mit Beimengung von α-Sympathikomimetika geachtet werden. Inzwischen gibt es auch hier neuere Präparate mit schnellem Wirkungseintritt und deutlich weniger Nebenwirkungen.

Als Applikatoren der topischen Arzneimittel waren Treibgas-Aerosol-Sprayflaschen bis vor kurzem weit verbreitet. Mittlerweile sind nur noch FCKW-freie Pumpsprays zugelassen, die gut verträglich sind und den Wirkstoff gleichmäßig auf der Schleimhaut verteilen. Für Medikamente in Pulverform stehen spezielle Applikatoren zur Verfügung. Vor der Anwendung der intranasalen Medikamente sollte die Nase durch Schneuzen gereinigt werden. Kurzes Schnüffeln bei der Applikation fördert die Verteilung in der Nasenhaupthöhle. Die Düse sollte beim Sprayen nicht gegen das Septum gerichtet sein.

FAZIT: α-Sympathikomimetika, Anticholinergika, Mastzellstabilisatoren, Antihistaminika und Glukokortikoide stehen zur intranasalen Anwendung zur Verfügung. FCKW-freie Pumpsprays sind am besten geeignet.

Orale Behandlungsmöglichkeiten: Eine systemische Therapie ist indiziert, wenn neben der Nasenschleimhaut auch andere Organe betroffen sind oder die topische Behandlung nicht ausreicht. α-Sympathikomimetika werden in der Regel nicht systemisch gegeben, da genügend therapeutische Alternativen zur Verfügung stehen. Orale Mastzellstabilisatoren wie Ketotifen oder Oxatomid haben den Nachteil von sedierenden Nebeneffekten. Antihistaminika gelten als Mittel der Wahl bei mittelschweren allergischen Beschwerden. Eine klinisch relevante Sedierung ist bei modernen Antihistaminika wie Loratadin nicht zu erwarten. Im Gegenteil, die krankheitsbedingte Müdigkeit läßt unter der Therapie nach. Vorteil der Antihistaminika gegenüber Mastzellstabilisatoren und Glukokortikoiden ist der rasche Wirkeintritt innerhalb von ca. 20–30 min. Sie verbessern insbesondere die Symptome Hypersekretion sowie Juck- und Niesreiz.

FAZIT: Zur oralen Behandlung stehen Antihistaminika als Mittel der Wahl zur Verfügung.

Systemische Immuntherapie (Hyposensibilisierung): Die systemische Immuntherapie (SIT) Hyposensibilisierung gilt heute nicht mehr als „Reservemaßnahme" bei Versagen der pharmakologischen Therapie, sondern als primär indiziert, wenn:
- die Relevanz des Allergens bzw. einer Allergengruppe gesichert ist,
- eine ausreichende Reduktion der Allergenbelastung nicht möglich ist,
- eine SIT für das auslösende Allergen sicher und effektiv ist,
- die Erkrankung erst seit wenigen Jahren manifest ist (idealerweise nicht länger als 3 Jahre).

Grund für diesen Paradigma-Wechsel ist einerseits die Dokumentation der Wirksamkeit des Verfahrens bei bestimmten Allergenen, andererseits die Vorstellung, dadurch die „Progression" der Allergie im Sinne einer Ausweitung der Sensibilisierung entgegenwirken zu können. Bei ausgeprägter allergischer Rhinitis und Konjunktivitis bzw. bei beginnendem exogen-allergischen Asthma ist daher in jedem Fall die Indikation für eine SIT zu prüfen. Voraussetzungen für eine erfolgreiche Hyposensibilisierung sind der Nachweis der klinischen Relevanz des Allergens und die Kooperation von seiten des Patienten. Qualitativ hochwertige Allergene für eine SIT bei saisonaler Rhinitis stehen gegen Baumpollen (insbesondere Birke, Erle und Hasel), gegen Gräser- und Roggenpollen sowie gegen Beifuß zur Verfügung, wobei nicht mehr als gegen 3 Antigene desensibilisiert werden sollte.

FAZIT: Bei ausgeprägter saisonaler Rhinitis sollte man eine Hyposensibilisierung in Betracht ziehen. Voraussetzungen sind der Nachweis des auslösenden Allergens, die Existenz von hochwertigen Allergenen zur systemischen Immuntherapie und die Kooperations-Bereitschaft des Patienten.

Empfehlungen zur Therapie: Die Auswahl der Medikamente zur Behandlung der saisonalen Rhinitis richtet sich nach der Art und dem Schweregrad der Symptome (Tab. 3.**3**). Bei geringen Beschwerden reicht manchmal die topische Behandlung aus. Bei mittelgradigen Beschwerden, wenn Nies- und Juckreiz sowie Rhinorrhö im Vordergrund stehen, sind orale Antihistaminika angezeigt. Sind Sekretion und Juckreiz stark ausgeprägt, kann man topische und orale Therapie kombinieren. Zur Linderung der eingeschränkten Nasenatmung können initial topische α-Sympathikomimetika und Glukokortikoide eingesetzt werden, die sich im zeitlichen Verlauf ihres Wirkeintritts gut ergänzen. Bei starken Beschwerden mit nasaler Obstruktion verabreicht man neben der Lokalbehandlung zusätzlich ein orales Antihistaminikum. Systemische Kortikoide in Kombination mit topischen Arzneimitteln sind indiziert, wenn asthmatische Beschwerden den Patienten sehr beeinträchtigen und andere Behandlungsformen nicht den gewünschten Erfolg haben.

Tab. 3.**3** Stufenschema zur medikamentösen Behandlung nasaler Beschwerden bei Rhinitis allergica

Beschwerden		**Substanz**
Stufe 1	**gering**	Mastzellstabilisator topisch oder Antihistaminikum topisch
Stufe 2	**mittelgradig**	
	hauptsächlich Obstruktion	α-Sympathikomimetikum topisch (zu Beginn), Kortikosteroid topisch
	hauptsächlich Niesreiz, Juckreiz, Rhinorrhö	Antihistaminikum oral
Stufe 3	**stark**	
	hauptsächlich Obstruktion	α-Sympathikomimetikum topisch (zu Beginn), Kortikosteroid topisch plus Antihistaminikum oral
	hauptsächlich Sekretion, Juckreiz	Antihistaminikum topisch plus Antihistaminikum oral
	(hauptsächlich Rhinorrhö)	(Antihistaminikum oral evtl. plus Anticholinergikum topisch)
Stufe 4	**sehr beeinträchtigend**	Kortikosteroid oral plus topische Medikation (wie oben)

FAZIT: Die Behandlung der allergischen saisonalen Rhinitis richtet sich nach dem Schweregrad der Beschwerden. Leichtere Symptome werden topisch behandelt. Bei mittelgradigen Beschwerden kommen vor allem orale Antihistaminika zum Einsatz. Die nasale Obstruktion kann durch topische α-Sympathikomimetika und/oder topische Glukokortikoide gebessert werden.

3.1.4 Stellenwert der Antihistaminika

Antihistaminika gelten aufgrund ihrer raschen und zuverlässigen Wirkung sowie ihrer guten Verträglichkeit als Grundlage der Therapie bei allen Ausprägungsformen saisonaler Rhinitis. Wichtig ist in jedem Fall die Weiterbehandlung des Patienten auch einige Wochen nach der Pollenflugsaison, um der minimal persistierenden Entzündung vorzubeugen. Antihistaminika können möglicherweise auch dazu beitragen, den „Etagenwechsel", d. h. das Auftreten eines exogen-allergischen Asthma bronchiale, zu verhindern. Einer von 3 Heuschnupfenpatienten entwikkelt im weiteren Verlauf seiner Erkrankung ein Asthma bronchiale. Eine

	Adhäsionsmolekül			
Erkrankung	P-Selectin Lumen	E-Selectin	ICAM-1	VCAM-1
Atopische Dermatitis	NR	↑	↑	↑
Rhinitis	NR	→	↑	↑
Nasenpolypen	↑	→	↑	↑
Allergisches Asthma bronchiale	NR	↑	↑	↑
Nicht-allergisches Asthma bronchiale	NR	↑	↑	→
Toluen Dilsocyanat-Asthma (Erwachsene)	NR	→	→	NR

NR: Nicht berichtet ↑ Widersprüchliche Studienergebnisse

Abb. 3.**5** Expression von Adhäsionsmolekülen bei verschiedenen Atemwegserkrankungen. Die epitheliale Expression von ICAM-1 ist durchwegs erhöht.

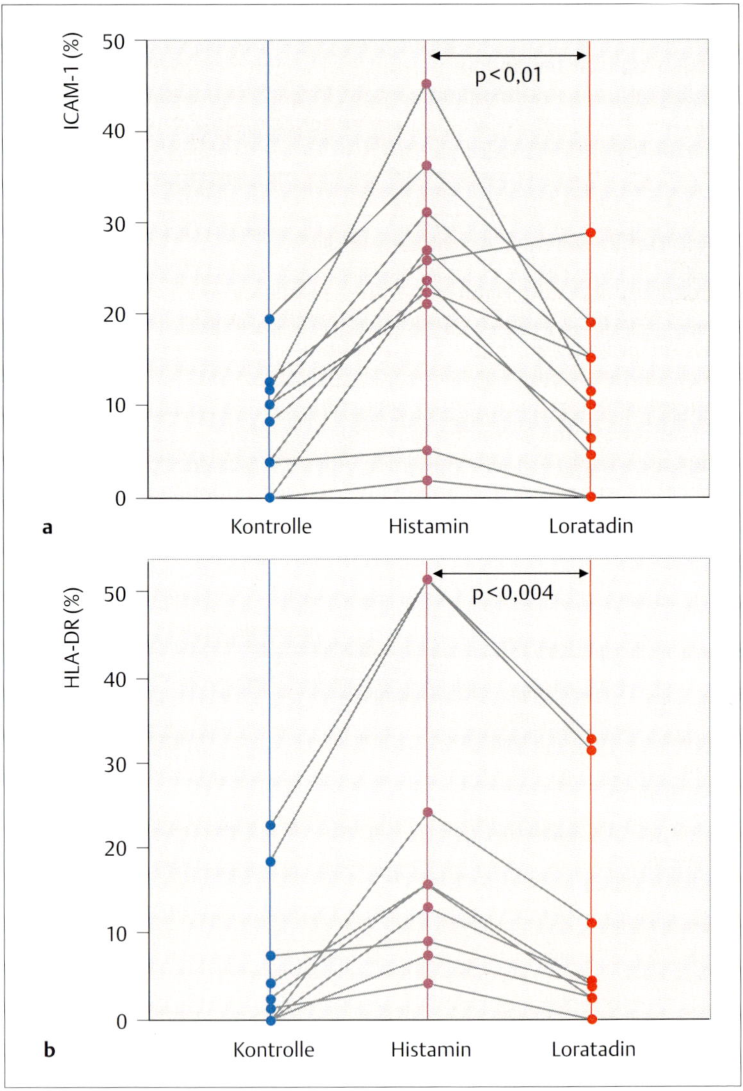

Abb. 3.**6** **a** Inhibition der Histamin-induzierten ICAM-1-Expression durch Loratadin bei nasalen Epithelzellen. **b** Inhibition der Histamin-induzierten HLA-DR-Expression durch Loratadin.

entscheidende Rolle beim Etagenwechsel spielen Entzündungszellen, die von Adhäsionsmolekülen wie das ICAM-1 an die Schleimhaut der oberen Atemwege gebunden werden. Die Expression von ICAM-1 ist bei allergischen Erkrankungen der Atemwege durchwegs erhöht (Abb. 3.**5**). Glukokortikoide haben einen nur geringen Einfluß auf die Expression von Adhäsionsmolekülen, inhibieren allerdings die Produktion verschiedener Zytokine. Der Degranulationshemmer Nedocromil hemmt die Expression von ICAM-1 nur in geringem Maß. Eine deutlich stärkere Wirkung auf die Expression von ICAM-1 haben moderne Antihistaminika. Loratadin beispielsweise vermindert signifikant die Zahl immunregulatorischer Entzündungszellen im Nasensekret und die Expression der Adhäsionsmoleküle ICAM-1 und HLA-DR auf Epithelzellen der Nase (Abb. 3.**6a** u. **b**). Der klinische Stellenwert von Loratadin zur Prävention allergischer Atemwegserkrankungen wird derzeit in den PREVENTIA-Studien geprüft (vgl. Kap. 1).

FAZIT: Orale Antihistaminika sind Mittel der Wahl bei saisonaler Rhinitis. Eine konsequente Therapie mit einem modernen Antihistaminikum wie Loratadin kann darüber hinaus aber auch möglicherweise den weiteren Verlauf der Erkrankung günstig beeinflussen.

3.2 Asthma bronchiale

3.2.1 Definition und Epidemiologie

Das Asthma bronchiale ist eine chronische, entzündliche Erkrankung der Atemwege. Bei prädisponierten Menschen führt die Entzündung zu Symptomen, die mit Atemnot infolge einer Bronchialobstruktion einher gehen. Die Entzündung verursacht eine Zunahme der Empfindlichkeit auf eine Vielzahl von Reizen. Die Verengung der Atemwege auf diese Reize hin ist spontan oder durch Behandlung reversibel. Zudem bestehen Hustenanfälle und eine vermehrte Schleimsekretion.

Im Kindesalter ist das Asthma bronchiale die häufigste chronische Erkrankung. Etwa 10% der Kinder sind betroffen. Von den Erwachsenen leiden etwa 5% an Asthma bronchiale.

FAZIT: Kennzeichen des Asthma bronchiale sind Entzündung und Überempfindlichkeit der Bronchien sowie eine variable Atemwegsobstruktion.

3.2.2 Klinisches Bild

Patienten mit allergischem Asthma bronchiale, z. B. bei Pollinosis, können völlig beschwerdefrei sein, wenn das auslösende Allergen nicht vorhanden ist. Tritt eine Bronchialobstruktion ein, z. B. bei Allergenkontakt, unspezifischen Reizen oder Virusinfekten, kommt es zu trockenem Reizhusten, zu einer verlängerten Exspiration und zu Atemnot. Das Sputum ist sehr zäh und die Expektoration stark erschwert. Bei schweren Asthmaanfällen empfindet der Patient starke Atemnot, er wird zunehmend ängstlich und unruhig. Durch die vermehrte Atemarbeit wird die Atemhilfsmuskulatur verstärkt eingesetzt.

Ein typisches Zeichen des Asthma bronchiale ist der Einfluß der zirkadianen Rhythmik der Bronchialweite auf die Symptomatik. In den frühen Morgenstunden zwischen 3 – 4 Uhr zeigt das Bronchialsystem eine besondere Kontraktionsneigung, die offenbar auf die allgemeine neurovegetative Steuerung zurückgeht (Abb. 3.**7**).

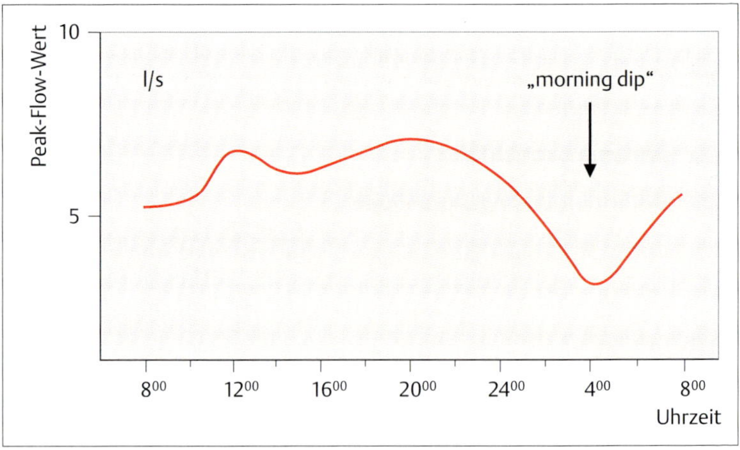

Abb. 3.**7** Physiologische Engstellung der Bronchien in den frühen Morgenstunden. Verlauf des Peak-Flow-Wertes eines Asthmatikers über 24 h. Man erkennt zusätzlich zur generellen Verminderung des Atemstoßes die Verschlechterung in den frühen Morgenstunden („morning dip“).

Kinder klagen wesentlich seltener als Erwachsene über Atemnot. Husten und mit bloßem Ohr hörbares Giemen sind in diesen Fällen die Hauptsymptome. Die klinischen Leitsymptome des Asthma bronchiale im Kindesalter sind daher:
- Hustenattacken, besonders nachts
- Giemen
- Atemnot

FAZIT: Leitsymptome des Asthma bronchiale sind trockener Husten, Atemnot und Giemen sowie das Auftreten bzw. die Verschlechterung der Beschwerden gegen 4 Uhr nachts.

3.2.3 Formen des Asthma bronchiale

Beim Asthma bronchiale unterscheidet man aufgrund von pathogenetischen Überlegungen eine **„extrinsische"** (exogen-allergische) und **„intrinsische"** (endogen, ohne erkennbare äußere Ursache) Form (Tab. 3.**4**). Diese Einteilung ist nicht befriedigend, da der Begriff des „intrinsischen" Asthma nur unscharf definiert ist und hier die sogenannten Infekt-allergischen sowie pathogenetisch unklare Zustandsbilder eingeordnet werden.

Tab. 3.**4** Formen des Asthma bronchiale

Allergisch (IgE-vermittelt, extrinsic)	
Physikalisch-irritativ, chemisch-toxisch	
Intrinsic (kryptogen, unbekannte Ätiologie)	
Sonderformen:*	Infekt-induziert psychogen Analgetika- (und Additiva-)Idiosynkrasie Pharmakologisch (z. B. Betablocker, Histaminliberatoren) Anstrengungs-induziert
Mischformen	

* Diese Stimuli können auch bei allergischem Asthma auslösend oder verstärkend wirken.

Tab. 3.**5** Übersicht über die wichtigsten Aeroallergene (nach Gronemeyer und Fuchs)

- **Allergene tierischen Ursprungs**
  Säugetier-Epithelien, Federn, Insektenbestandteile (z. B. Silberfische, Bienen, Zuckmücken), Arachnidenbestandteile (Hausstaubmilbe), Crustacea (z. B. Wasserflöhe)
- **Allergene pflanzlichen Ursprungs**
  Pollen, Getreidestäube, Mehle und Kleien, Stoffe und Fasern, Holzstäube, Pilzsporen, Kaffee-, Kakao- und Rizinus-Bohnen, Naturgummi, Lykopodium, ätherische Öle und Duftstoffe
- **Allergene chemischen Ursprungs**
  Epoxyharze, Phthalsäureanhydrid, Metallsalze (z. B. Platin), Isozyanate, Enzyme (z. B. Papain, Bromelain), Arzneimittelstäube

Beim intrinsischen Asthma fehlen die für das exogen-allergische Asthma typischen Hinweise auf eine Atopie, z. B. eine Erhöhung des IgE-Spiegels und der Nachweis einer spezifischen Sensibilisierung. Das intrinsische Asthma spricht bisweilen weniger gut auf β-Adrenergika, Cromoglykat und Theophyllin an. Manchmal wirken Cholinergika, meist müssen jedoch Glukokortikoide eingesetzt werden.

Spezifische Auslöser des exogen-allergischen Asthma sind meist Inhalations- oder Aeroallergene (Tab. 3.**5**). Zu den exogen-toxischen Einflüssen, die eine Bronchialobstruktion verursachen bzw. unterhalten können, gehören chemische Verbindungen (z. B. Ozon, Chlorverbindungen, Schwefeldioxid, Stickoxid usw.) sowie physikalische Reize (z. B. Kälte, mechanische Staubwirkung, Rauch usw.). Diese unspezifischen Auslöser können über die cholinergen „Irritations-Rezeptoren" eine Verengung der Atemwege hervorrufen (Abb. 3.**8**). Körperliche Anstrengung kann ebenfalls bei vielen Asthmatikern zur Bronchokonstriktion führen. Besonders häufig ist das **Anstrengungs-Asthma** im Kindesalter. Man vermutet, daß es durch Kaltluft sowie eine Hyperosmolarität infolge von Wasserverlust hervorgerufen wird. Beim **psychogenen Asthma** scheint die Hyperventilation eine wichtige Rolle zu spielen. Beim **Infekt-allergischen Asthma** kommt es bei viralen Infekten zu akuten und teils sehr rascher Zunahme der bronchialen Obstruktion. Hierbei spielen Rhinoviren, RSV, Parainfluenza- und Adenoviren eine entscheidende Rolle. Besonders bei RSV-Infektionen scheint eine IgE-vermittelte Histaminausschüttung von pathogenetischer Bedeutung zu sein. Entscheidend ist die virusbedingte Schädigung des Bronchialepithels.

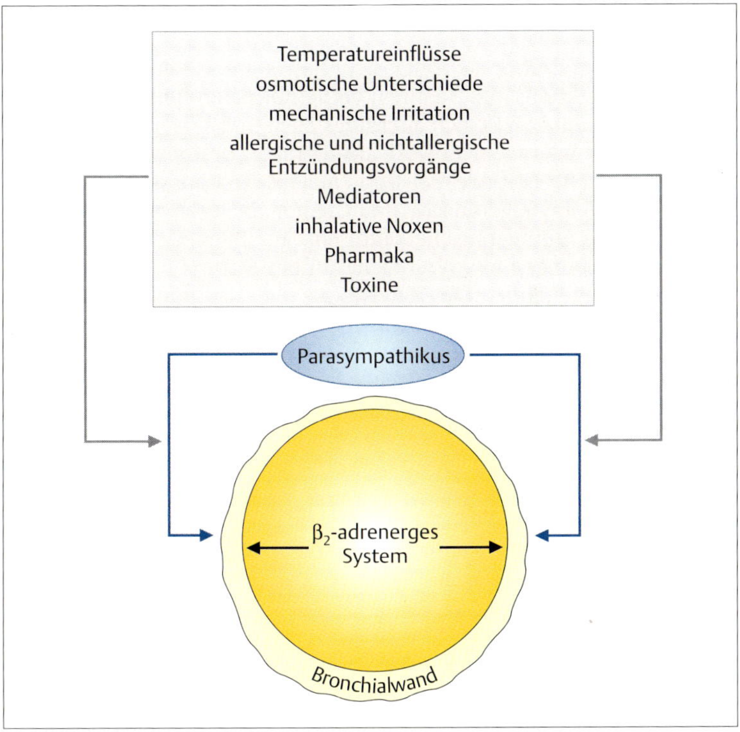

Abb. 3.**8** Die Weite des Bronchialsystems wird von Sympathikus und Parasympathikus reguliert. Alle exogenen und endogenen Einflüsse, also auch vegetative Einflüsse, können zur Bronchokonstriktion führen. Einen bronchialerweiternden Effekt unter physiologischen wie pathologischen Bedingungen hat jedoch nur der β_2-adrenerge Anteil des Sympathikus.

FAZIT: Extrinsisches (exogen-allergisches) Asthma wird von spezifischen Allergenen ausgelöst. Die Auslöser des „intrinsischen" Asthma sind dagegen meist unspezifische Reize, Virus-Infekte, Anstrengung usw. Diese Faktoren können aber auch bei Patienten mit exogen-allergischem Asthma eine Bronchialobstruktion verursachen bzw. verschlechtern.

3.2.4 Diagnostik

Asthmapatienten ohne akute Obstruktion können klinisch sowie bei der Lungenfunktionsanalyse einen völlig normalen Befund aufweisen. Bei vielen Patienten läßt sich allerdings auch in der asymptomatischen Zeit eine mehr oder weniger stark ausgeprägte „Restobstruktion" nachweisen. Typische Befunde bei Bronchialobstruktion sind auskultatorisch trockene Rasselgeräusche und Giemen. Bei schweren Asthmaanfällen sind die Atemgeräusche kaum hörbar („Silent Asthma"). Zu den Basisuntersuchungen beim Verdacht auf ein Asthma bronchiale gehören eine Röntgenaufnahme von Thorax und Nasennebenhöhlen, die Spirometrie ggf. mit Broncholyse und ggf. mit Fluß-Volumen-Diagramm sowie ein Basislaborprogramm. Bei der Allergiediagnostik stehen Hauttest, RAST und spezifisches IgE an erster Stelle. Ein Allergen-Provokationstest mit spezifischen Stimuli ist nur selten indiziert.

FAZIT: Zu den obligaten Untersuchungen beim Verdacht auf ein Asthma bronchiale gehören körperliche Untersuchung, Röntgenbilder des Thorax und der Nasennebenhöhlen, Spirometrie ggf. mit Broncholyse, ein Basislaborprogramm sowie Hauttest und RAST.

3.2.5 Differentialdiagnose

Bei Erwachsenen müssen eine akute Linksherzinsuffizienz, Tumorerkrankungen, eine allergische Alveolitis, eine Exazerbation einer chronischen Bronchitis sowie verschiedene Systemerkrankungen ausgeschlossen werden. Im Kindesalter muß man differentialdiagnostisch vor allem an eine akute Bronchiolitis, eine Aspiration und eine Mukoviszidose denken.

FAZIT: Differentialdiagnostisch müssen als mögliche Ursachen für eine Atemwegsobstruktion andere Lungen- und Systemerkrankungen ausgeschlossen werden. Bei Kindern kann eine akute Bronchiolitis und eine Aspiration ähnliche Symptome hervorrufen.

3.2.6 Therapie

An erster Stelle der Therapie des Asthma bronchiale steht die Allergenkarenz bzw. das Vermeiden von auslösenden unspezifischen Reizen. Die weitere Behandlung richtet sich entsprechend dem Stufenplan der

Tab. 3.**6** Schweregrade des Asthma bronchiale

Schweregrad			**Symptome** **Tag**	**Nacht**	**FEV_1/PEF**
4		schwer	ständig	häufig	≤ 60 %
3	persistierend	mäßig	täglich	> 1 × pro Woche	> 60/ < 80 %
2		leicht	< 1 × täglich	> 2 × pro Monat	≥ 80 %
1	intermittierend		< 2 × pro Woche	< 2 × pro Monat	≥ 80 %

nach Expert P, Rep. 2, 1997

Tab. 3.**7** Stufenschema der Deutschen Atemwegsliga zur Langzeittherapie des Asthma bronchiale im Erwachsenenalter

Schweregrad	**Bedarfsmedikation**	**Dauermedikation**
4		wie Stufe 3, jedoch inhalative Glukokortikoide: hohe Dosis plus orale Glukokortikoide
3	kurzwirkende β_2-Sympathikomimetika	inhalative Glukokortikoide: mittlere Dosis, langwirkende β_2-Sympathikomimetika Theophyllin
2		Inhalative Glukokortikoide: niedrige Dosis DNCG, Nedocromil (?)
1		keine

Antileukotriene können prinzipiell bei allen Schweregraden eingesetzt werden.

Atemwegsliga nach dem Schweregrad der Erkrankung (Tab. 3.**6** u. 3.**7**). Kurzwirksame β_2-Mimetika als Spray werden bei allen Schweregraden des Asthma zur sofortigen Linderung der Atemwegsobstruktion empfohlen. Antileukotriene können ebenfalls bei allen Schweregraden eingesetzt werden, sind aber bislang nur oral verfügbar. Inhalative Glukokortikoide stellen nach Meinung vieler Experten die antiinflammatorische Basistherapie dar. Die Mastzellstabilisatoren DNCG und Nedocromil können bei leichten persistierenden Beschwerden zur Prophylaxe der Atemwegsobstruktion eingesetzt werden. Der Erfolg dieser Maßnahme ist stark von der Compliance des Patienten abhängig, da nach derzeitiger Meinung eine mindestens 3mal tägliche Applikation notwendig ist. Langwirksame orale β_2-Mimetika sowie Theophyllin sind als Bronchodilatatoren bei Patienten mit persistierenden, mäßigen Beschwerden angezeigt. Bei schweren Asthmaformen ist die Gabe von oralen Glukokortikoiden gelegentlich nicht zu umgehen.

Bei Kindern gibt es derzeit kaum Erfahrungen mit langwirkenden β_2-Mimetika. Orale Steroide werden nur noch selten über längere Phasen eingesetzt, sondern finden eher zur Anfallskupierung (z. B. bei Kleinkindern) Anwendung. Alle inhalativen Therapeutika müssen mit entsprechenden „Spacern", d. h. Inhalierhilfen, gegeben werden, da andernfalls wegen der besonderen anatomischen Verhältnisse und der Kooperations-Schwierigkeiten eine nur ungenügende Resorption erfolgt.

FAZIT: β_2-Sympathikomimetika sind als Spray zur raschen, bedarfsweisen Linderung der Obstruktion in jedem Fall empfehlenswert. Zur Basistherapie bei persistierenden Beschwerden stehen gemäß dem Stufenschema der Atemwegsliga inhalative Glukokortikoide, Mastzellstabilisatoren, langwirksame β_2-Mimetika, Theophyllin und als Ultima ratio orale Glukokortikoide zur Verfügung.

3.2.7 Stellenwert der Antihistaminika

Antihistaminika werden bisher im Stufenschema der Atemwegsliga weder im Erwachsenen- noch im Kindesalter erwähnt. Moderne Antihistaminika, die im Vergleich zu den älteren Substanzen über ein erweitertes Wirkspektrum verfügen, können jedoch eine sinnvolle Ergänzung der üblichen Therapie des Asthma darstellen. Substanzen wie Loratadin bremsen die allergische Spätreaktion, indem sie die Freisetzung von Histamin, Prostaglandinen, Leukotrienen und anderen Mediatoren, die Bildung von Interleukinen, die Einwanderung von Eosinophilen und die Expression von Adhäsionsmolekülen wie ICAM-1 hemmen. Die allergische Spätreaktion ist für die Pathophysiologie des Asthma bronchiale aufgrund der chronisch persistierenden Entzündung der Atemwege von großer Bedeutung (Abb. 3.**9**). Klinische Untersuchungen zum Nutzen von Antihistaminika zur Asthmatherapie gibt es bislang allerdings nur wenige. Die Wirkung von Loratadin wurde in vielen Studien untersucht. Dabei zeigte sich, daß die Vorbehandlung mit Loratadin Asthmapatienten vor einer Histamin-provozierten Bronchokonstriktion schützen kann. Die zusätzliche Gabe von Loratadin zur Basisthera-

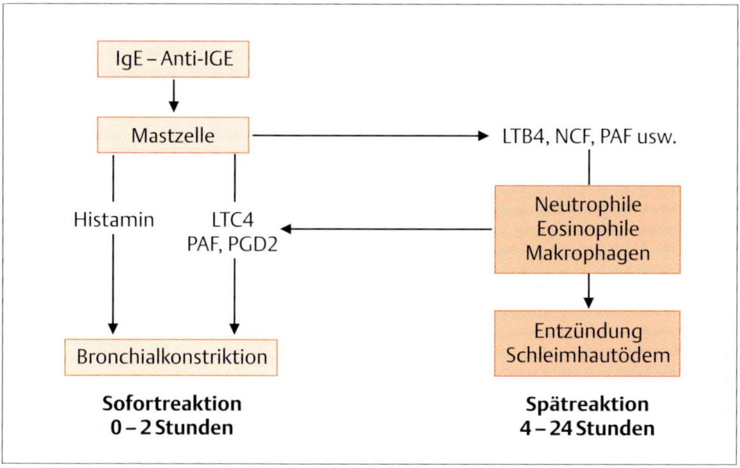

Abb. 3.**9** Einfaches Schema der Pathophysiologie des extrinsischen Asthma bronchiale (nach Nolte, 1990).

LTC4	Leukotrien C4
PAF	Plättchen aktivierender Faktor
PGD2	Prostaglandin D2
LTB4	Leukotrien B4
NCF	Neutrophilen chemotaktischer Faktor

pie vermindert die Bedarfsmedikation und den Schweregrad der noch auftretenden Asthmaanfälle und verbessert die Lungenfunktion (Abb. 3.**10**).

Die vielfältigen antiinflammatorischen Wirkmechanismen von Loratadin, insbesondere die Downregulation von ICAM-1, könnten auch die Entwicklung und den Verlauf der Allergie sowie die Anfälligkeit von Kindern für Rhinovirus-Infekte günstig beeinflussen. Dieser neue Ansatz wird derzeit in 3 großen kontrollierten multinationalen Studien geprüft (vgl. Kap. 2, Tab. 2.**3**). In PREVENTIA I wird der Einfluß von Loratadin auf die Zahl von respiratorischen Virusinfekten bei Kleinkindern mit hyperreagiblen Atemwegen untersucht. Im Rahmen von PREVENTIA II werden 200 Schulkinder mit Virus-induzierten Asthmaanfällen kontinuierlich mit Loratadin behandelt. Im Kindesalter werden 86% aller länger dauernden Hustenanfälle durch Rhinoviren ausgelöst, und 60% aller Asthmaanfälle treten nach einer solchen Infektion auf. Möglicherweise läßt sich die Exazerbation einer bronchialen Obstruktion,

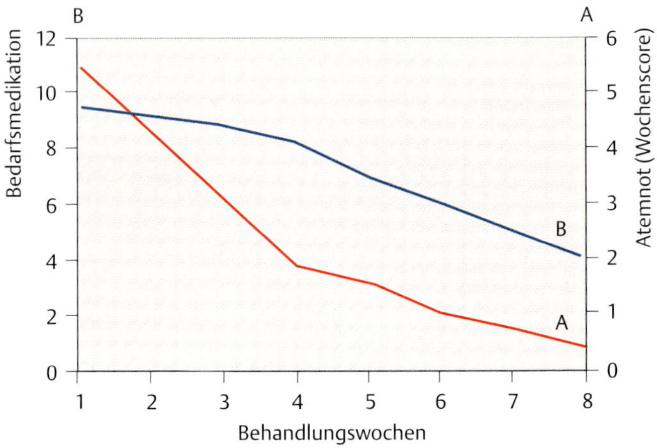

Abb. 3.**10** Loratadin bei Patienten mit Asthma bronchiale. Atemnot (A) und Bedarfsmedikation (B) (nach Matthys und Heilbrunner 1991).

eventuell sogar die Manifestation des Asthmas durch Loratadin verhindern. In PREVENTIA III werden Erwachsene mit saisonaler Rhinitis aus 3 verschiedenen Städten mit unterschiedlich starker Luftverschmutzung teilnehmen. Es soll geprüft werden, welchen Einfluß Loratadin bzw. die Luftqualität auf den klinischen Verlauf der Pollinose hat.

FAZIT: Moderne Antihistaminika wie Loratadin können aufgrund ihrer Wirkung auf die allergische Spätreaktion eine sinnvolle Ergänzung zur Basistherapie des Asthma bronchiale darstellen. Ob die präventive Gabe von Loratadin die Entwicklung und den Verlauf von allergischen Atemwegserkrankungen beeinflussen kann, wird derzeit in 3 großen kontrollierten Studien geprüft.

Literatur

Barnes PJ, Rodger JW, Thomson NC (eds.): Asthma. Basic mechanisms and clinical management. 1989. Academic Press, New York, London.

Ciprandi G, et al.: Loratadine reduces the expression of ICAM-1. Allergy 1998; 53: 545–546.

Clark N, et al.: The impact of health education of frequency and cost of health care youth by low income children with asthma. J Allergy clin Immunol 1986; 78: 108 – 115.

Davies RJ: Preventia: Allergy and Infections. Allergologie (4, Rheinische Gespräche zur Allergologie und Umweltmedizin) 1998; 21: 52 – 57.

Debelic M: Protection against histamin-induced bronchoconstriction by loratadin. Allergy Immunpathol 1992; 20: 97 – 100.

Eady RP: The pharmacology of nedocromil sodium. Europ J Respir Dis 1986; 69 (Suppl 147): 112 – 119.

Guidelines on the Management of Asthma. Thorax 1993; 48 (Suppl): S1 –S24.

Kersten W: Stellenwert der Antihistaminika bei der Behandlung des Asthma bronchiale. Allergologie 1994; 17: 148 – 153.

Klimek L, et al.: Allergische Rhinitis. Einführung in Diagnostik und Therapie. Schattauer, Stuttgart, New York 1998.

Klimek L, et al.: Allergologie und Umweltmedizin. Einführung in Diagnostik und Therapie der Erkrankungen des oberen Respirationstraktes. Schattauer, Stuttgart, New York 1997.

Kownatzki E: Grundlagen allergischer Reaktionen. Allergologie 1997; 20: 543 – 545.

Kroll VM, Nothofer B, Werdermann K: Allergisches Asthma bronchiale unter der Therapie mit Loratadin. Fortschr Med 1993; 111: 76 – 78.

Malling HJ: Immunotherapy as an effective tool in allergy treatment. Allergy 1998; 53: 461 – 472.

Matthys H, Heilbrunner J: Neuere Antihistaminika bei Asthma bronchiale – Ergebnisse einer Pilotstudie mit Loratadin. Allergologie 1991; 14: 63 – 87.

McFadden ER, Gilbert A: Exercise induced asthma. New Engl J Med 1994; 330: 1362 – 1367.

Mösges R, et al.: ECP-kontrollierte Sequenztherapie bei allergischer Rhinitis. Zeitschrift für Hautkrankheiten 1997; 72: 441 – 445.

Mösges R, Klimek L: Diagnostik und Therapie bei der allergischen Rhinitis. Allergologie 1997; 20: 584 – 590.

Mösges R, Klimek L: Umfassende Diagnostik als Basis einer erfolgreichen Therapie. HNO HEUTE 1996; 2: 2 – 3.

Mösges R, Späth J: Ein neues Therapiekonzept bei Rhinitis allergica. Hautnah derm 1995; 11: 165 – 171.

Nelson HS, Szefler SJ, Martin RJ: Regular inhalated beta-adrenergic agonists in the treatment of bronchial asthma: beneficial oder detrimental? Amer Rev Respir Dis 1991; 144: 249 – 250.

Pedersen S: Effect of long term budesonide treatment on growth, weight and lung function in children with asthma. Amer Rev Respir Dis 1993; 147: A265.

Reinhardt D: Asthma bronchiale im Kindesalter. Springer, Berlin, Heidelberg, New York, Tokyo 1996.

Spaeth J, Klimek L, Mösges R: Sedation in allergic rhinitis is caused by the condition and not by antihistamine treatment. Allergy 1996; 51: 893–906.

Van Beer HP, Stevens WJ: Pharmacotherapy of Childhood Asthma: An inflammatory disease. Drugs 1992; 44: 36–46.

Warner JO, Neijens HJ, Sophia, Landau LJ et al.: Asthma: a follow-up statement from an international paediatric asthma consensus group. Arch Dis Child 1992; 67: 240–248.

Warner JO: Management of Childhood Asthma. Allergy Proc 1991; 12: 5–8.

Wettengel R, Berdel D, Cegla U, et al.: Empfehlungen der Deutschen Atemwegsliga zum Asthmamanagement bei Erwachsenen und Kindern. Med Klinik 1994; 57–67.

4 Therapie juckender Dermatosen

T. A. Luger und T. Ruzicka

4.1 Physiologie des Juckreizes

Juckreiz (Pruritus) ist eine häufige oft äußerst unangenehme Sinneswahrnehmung der Haut, welche ein dringendes Verlangen zu einer mechanischen Reizbeantwortung (Kratzen) zur Folge hat. Unter Juckreiz versteht man sowohl die physiologische Nozizeption, welche dazu dient, schädigende Noxen wie Parasiten, Pflanzenbestandteile oder Chemikalien von der Haut zu entfernen, als auch ein Erkrankungssymptom, das zu einer Schädigung der Haut führen kann. Mechanische, thermische, elektrische oder chemische Stimulierung von spezifischen, histaminergen, polymodalen C-Nervenfasern führen zur Auslösung von Pruritus. Die freien Nervenendigungen dieser marklosen Nervenfasern an der dermo-epidermalen Grenze dienen als Nozizeptoren und werden entweder direkt oder indirekt durch Freisetzung verschiedener löslicher Substanzen vorwiegend aus Mastzellen, Eosinophilen und T-Lymphozyten erregt. Zu diesen Mediatoren gehören Amine (Histamin, Serotonin), Proteasen (Papain, Kallikrein, Trypsin), verschiedene Peptide (Bradykinin), Neuropeptide (Substanz P, Vasointestinales Peptid u. a.), Arachidonsäuremetaboliten, Zytokine (Interleukin-2 u. a.) (Abb. 4.**1** und Tab. 4.**1**). Viele dieser Mediatoren sind Histaminliberatoren, andere wie Papain, Kallikrein und vermutlich auch einige Zytokine induzieren aber auch direkt Pruritus. Die Juckreizafferenzen werden im Hinterhorn des Rückenmarks umgeschaltet und gelangen über den Tractus spinothalamicus und Thalamus zur sensomotorischen Hirnrinde.

FAZIT: Bei Juckreiz wird eine spezifische Subgruppe histaminerger polymodaler C-Fasern durch mechanische, thermische, elektrische oder chemische Reize erregt.

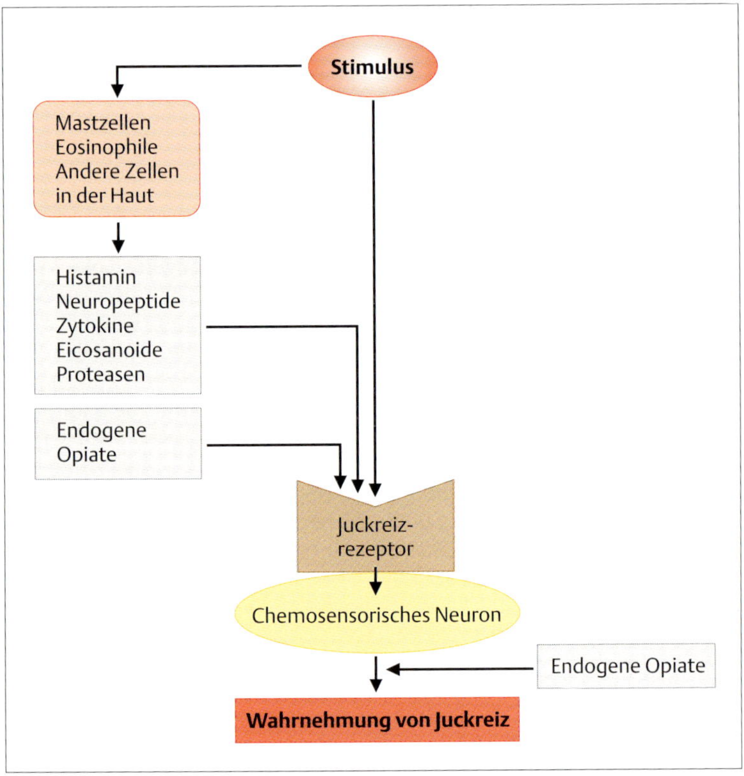

Abb. 4.**1** Vermittlung der Sensation Juckreiz vom Stimulus bis zur Wahrnehmung.

4.2 Erkrankungen mit Juckreiz

Juckreiz ist sowohl eine physiologische Sinneswahrnehmung als auch Symptom einer Erkrankung. Inwieweit es sich bei persistierendem Pruritus um eine Krankheit sui generis handelt, ist noch nicht geklärt. Ein ätiopathogenetisch genau definierter Juckreiz z.B. bei inneren Erkrankungen wie Hepatitis tritt meist zunächst auf unveränderter Haut auf. In der Folge kann dies ebenso wie durch exogene Noxen ausgelöster Juckreiz zu unspezifischen, reaktiven Hautveränderungen führen wie z.B.: Hyper- bzw. Depigmentierungen, Lichenifizierung, Exkoriationen,

Tab. 4.**1** Juckreiz-Rezeptoren können von vielen Substanzen stimuliert werden

- **Amine:** Histamin, Serotonin, Adrenalin
- **Proteasen:** Papain, Kallikrein
- **Neuropeptide:** Substanz P, CGRP (Calcitonin Gene Related Peptide), VIP (Vasointestinal Peptide), MSH (Melanozyten-stimulierendes Hormon)
- **Opioide:** Enkephalin, Endorphin
- **Eicosanoide:** Leukotriene, Prostaglandine
- **Wachstumsfaktoren:** NGF (Nerve Growth Factor), PDGF (Platelet Derived Growth Factor)
- **Zytokine:** IL (Interleukin), TNF (Tumor Nekrose Faktor), CSF (Kolonie-stimulierender Faktor)

Vernarbung, Lichen simplex chronicus, Prurigo nodularis oder makulöse Amyloidose. Schließlich ist Juckreiz auch Symptom verschiedener spezifischer Dermatosen wie z. B. atopisches Ekzem, Lichen ruber planus, Dermatitis herpetiformis Duhring u. a. (Tab. 4.**2**).

FAZIT: Juckreiz ist einerseits eine physiologische Sinneswahrnehmung und andererseits ein Symptom verschiedener Krankheiten einschließlich Hauterkrankungen, Erkrankungen innerer Organe, Tumoren und psychiatrischer Erkrankungen.

4.3 Therapiemöglichkeiten des Juckreizes

Die in vieler Hinsicht ungeklärten Pathomechanismen des Juckreizes machen eine effektive Therapie oftmals schwierig. An erster Stelle bei der Behandlung steht immer die Therapie der Grunderkrankung. Außerdem sollten Provokationsfaktoren wie Hauttrockenheit, Kontakt mit irritierenden Stoffen, entfettende Maßnahmen (Alkoholumschläge), bestimmte Nahrungsmittel (Alkohol, Gewürze) sowie falsche Umgebungstemperaturen vermieden werden. Auch die längerfristige Anwendung potentieller Kontaktallergene wie z. B. Lokalanästhetika ist zu vermeiden. Begleitende Maßnahmen sind Streßvermeidung und Beratung des Patienten. Lokaltherapie mit Harnstoff, der auch eine gewisse direkte antipruritogene Wirkung besitzt, sowie Rezepturen von Kor-

Tab. 4.**2a** Hauterkrankungen mit Juckreiz

Hauterkrankungen
Exogene Reize: Skabies, Pediculose, Insektenstiche
Entzündliche Dermatosen: Neurodermitis, Urtikaria, Mastozytose, Kontaktekzem, Dermatitis herpetiformis Duhring, Bullöses Pemphigoid, Pruritic papules of pregnancy, Lichen planus, Polymorphe Lichtdermatose
Infektionen: Varizellen, Dermatophytosen, Impetigo
Erbkrankheiten: Morbus Darier, Morbus Hailey-Hailey
Maligne Erkrankungen: Mycosis fungoides
Andere: Xerodermie, aquagener Juckreiz, anogenitaler Juckreiz, Sonnenbrand, Alters-Juckreiz, Notalgia paraesthetica, Winterjuckreiz

Tab. 4.**2b** Internistische Systemerkrankungen mit Juckreiz

Innere Erkrankungen	
Urämie	Hämatologische Erkrankungen
Cholestase	HIV-Infektion
Endokrine Störungen	Arzneimittelreaktionen
Maligne Erkrankungen	Diabetes

Tab. 4.**2c** Psychiatrische Erkrankungen mit Juckreiz

Psychiatrische Erkrankungen	
Chronische taktile Halluzinose	Depression
Neurotische Erkrankungen	Delir

tikosteroiden oder Clioquinol, Menthol, Resorcin, Teeren u.a. in entsprechenden Grundlagen können den Juckreiz lindern. Ein weiterer neuer vielversprechender Therapieansatz ist Capsaicin, ein Alkaloid, das aus der Paprikapflanze gewonnen wird.

In vielen Fällen muß generalisierter, starker Juckreiz zusätzlich gezielt systemisch mit Antihistaminika, Mastzelldegranulationshemmern, Tranquilizern, trizyklischen Antidepressiva oder Neuroleptika behandelt werden. Bei schweren Verlaufsformen von mit Pruritus verbundenen Dermatosen bewirkt oft eine gezielte antiinflammatorische oder immunsuppressive Therapie eine Linderung des Juckreizes. Dabei werden systemische Steroide, Immunmodulatoren wie Cyclosporin A, Tacrolimus, Interferon u.a. eingesetzt. In manchen Fällen ist auch eine UV-Therapie oder UVA-Behandlung juckreizlindernd. Die UV-Strahlung beeinflußt dabei möglicherweise direkt die oberflächlich gelegenen Nozizeptoren, wirkt mastzellstabilisierend oder inaktiviert pruritogene Faktoren. Einen völlig neuen Therapieansatz bieten Opiatantagonisten.

Da Histamin nach wie vor als entscheidender Mediator von Juckreiz gilt, spielen Antihistaminika bei der Behandlung von Pruritus eine wichtige Rolle. Antihistaminika vermindern den Juckreiz durch die Blockade der Histaminwirkung an den entsprechenden Rezeptoren so-

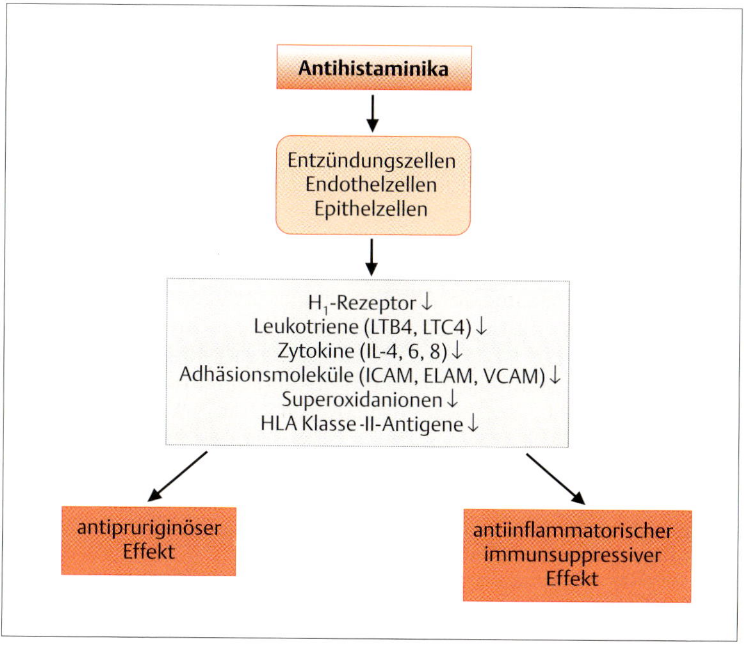

Abb. 4.**2** Wirkmechanismus von modernen Antihistaminika.

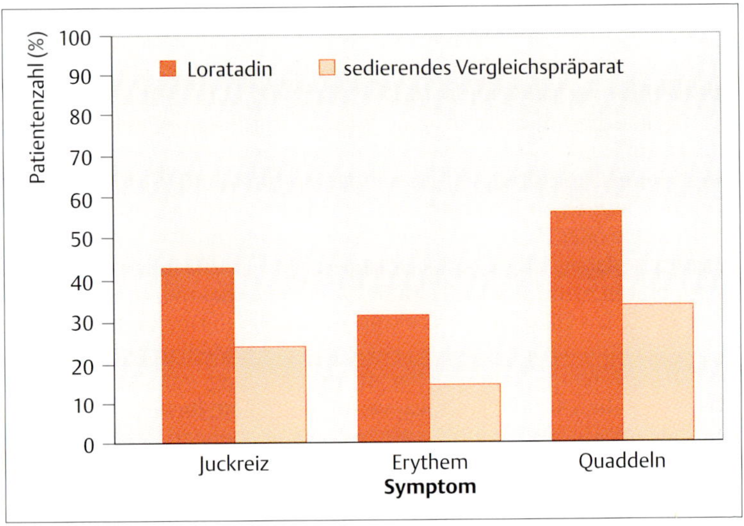

Abb. 4.**3** Antihistaminika bei juckenden Dermatosen. Vergleich der Wirksamkeit von Loratadin mit einem sedierenden Vergleichspräparat.

wie durch eine Reduktion der Ausschüttung von Entzündungsmediatoren. Älteren Präparaten wird zudem wegen ihrer zentral dämpfenden Wirkung ein besserer antipruriginöser Effekt zugeschrieben. Moderne, nicht-sedierende Antihistaminika wie Loratadin haben aber möglicherweise aufgrund ihrer antiinflammatorischen Wirkung durch die Hemmung von Zytokinen und der Adhäsionsmoleküle VCAM und ICAM-1 einen zusätzlichen günstigen Effekt (Abb. 4.**2**). Die juckreizstillende Wirkung von Loratadin ist, wie zahlreiche Untersuchungen belegen, mit der älterer Antihistaminika sowie mit der anderer, moderner Antihistaminika vergleichbar bzw. überlegen (Abb. 4.**3**, Tab. 4.**3** und Tab. 4.**4**).

FAZIT: Orale Antihistaminika sind zur symptomatischen Therapie des Juckreizes in den meisten Fällen geeignet. Die antipruriginöse Wirkung moderner Antihistaminika wie Loratadin wird durch ihre zusätzliche antiinflammatorische Wirkung begünstigt.

Tab. 4.**3** Studien zur Wirksamkeit von Loratadin bei chronischer Urtikaria und atopischen Hauterkrankungen

Literaturquelle	Wirkstoff und Dosierung	Zahl der auswertbaren Patienten	Besserung der Baseline-Symptome-Scores, %		Globalbeurteilung zu Studienende
			Woche 1	Studienende	Leichte oder keine Symptome, % Patienten
Plazebokontrollierte Studien					
Monroe et al.	1 × 10 mg Loratadin/Tag	153	57*	71*	75
	Plazebo	insgesamt	33	43	58
Monroe	1 × 10 mg Loratadin/Tag	6	43+	–	
	3 × 25 mg Hydroxzin/Tag	6	47+	–	
	Plazebo	6	0		
Monroe et al.	1 × 10 mg Loratadin/Tag	61	52*	57*	72
	3 × 25 mg Hydroxzin/Tag	56	54*	63*	78
	Plazebo	55	13	33	44
Guerra et al.	1 × 10 mg Loratadin/Tag	38	–	–	63+
	1 × 10 mg Cetirizin/Tag	40	–	–	45+
	Plazebo	38	–	–	13
Belaich et al.	1 × 10 mg Loratadin/Tag	60	50*	56*	68
	2 × 60 mg Terfenadin/Tag	60	30*	37*	55
	Plazebo	52	12	18	31

(Fortsetzung nächste Seite)

Tab. 4.3 Studien zur Wirksamkeit von Loratadin bei chronischer Urtikaria und atopischen Hauterkrankungen *(Fortsetzung)*

Literaturquelle	Wirkstoff und Dosierung	Zahl der auswertbaren Patienten	Besserung der Baseline-Symptome-Scores, %		Globalbeurteilung zu Studienende
			Woche 1	Studienende	Leichte oder keine Symptome, % Patienten
Weitere Vergleichsstudien					
Mensing et al.	1 × 10 mg Loratadin/Tag	32	–	Quaddeln 82	93,5
	2 × 2 mg Dimetinden/Tag	30	–	Quaddeln 52	84
Guillet et al.	1 × 10 mg Loratadin/Tag	83	–		74+
	1 × 10 mg Cetirizin/Tag	83	–		65+
Vena et al.	1 × 10 mg Loratadin/Tag	14		58	
	2 × 60 mg Terfenadin/Tag	15		46	
Shareeah	1 × 10 mg Loratadin/Tag	30 insgesamt	Quaddel 79	Quaddel 96	100#
	2 × 60 mg Terfenadin/Tag		Quaddel 56	Quaddel 72	75#
Ottevanger et al.	1 × 10 mg Loratadin/Tag		Juckreiz 52	Juckreiz 56	
	1 × 10 mg Astemizol/Tag		Quaddel 39	Quaddel 52	
			Juckreiz 57	Juckreiz 61	
			Quaddel 44	Quaddel 44	
Mauracher et al.	1 × 10 mg Loratadin/Tag	20		92	
	1 × 10 mg Astemizol/Tag	20		76	

\# nur Juckreiz   * p < 0,01   + p < 0,05

Tab. 4.**4** Antihistaminika bei juckenden Dermatosen. Vergleich der Wirksamkeit von Loratadin mit einem sedierenden Vergleichspräparat

Diagnoseverteilung

Diagnose	**% (n = 63)**
Atopisches Ekzem	31,7%
Chronische Urtikaria	30,2%
Kontaktekzem	17,5%
Pruritus sine materia	15,9%
Prurigo simplex subacuta	1,6%
Lichen ruber	1,6%
Pityriasis lichenoides subacuta	1,6%

4.4 Allergische Dermatosen mit Juckreiz

4.4.1 Ekzeme

Kontaktekzem: Man unterscheidet 2 Formen des Kontaktekzems: das **akute** und das **chronische Kontaktekzem,** wobei akute Kontaktekzeme im alltäglichen medizinischen Sprachgebrauch auch als „Kontaktdermatitis" und chronische Kontaktekzeme generell als „Kontaktekzem" bezeichnet werden. Pathogenetisch gehören beide Varianten zu den Allergien vom Spättyp (Typ IV nach Coombs und Gell). Bei entsprechender Sensibilisierung kommt es 24 – 48 h nach Kontakt mit dem Allergen zur Hautreaktion. Die Auslöser, meist niedermolekulare Substanzen (Molekulargewicht unter 1000), stammen in der Regel aus dem häuslichen oder beruflichen Umfeld des Patienten (Tab. 4.**5**).

Beim akuten Kontaktekzem findet sich zunächst lokal im Bereich des Kontaktes mit dem Allergen eine Rötung und Schwellung der Haut (Stadium erythematosum und oedematosum). Im weiteren Verlauf kann es zur Blasenbildung (Stadium vesiculosum und bullosum), zu entzündlich geröteten, erodierten und nässenden Effloreszenzen (Stadium madidans) und zur Krustenbildung (Stadium crustosum) kommen. Bei der Regeneration schuppt sich die Haut (Stadium squamosum). In allen Stadien besteht Juckreiz.

Das chronische Kontaktekzem entsteht nach wiederholtem Allergenkontakt meist auf vorgeschädigter Haut. Das Ekzem kann sich aber auch primär chronifizieren. Typisch für das chronische Kontaktekzem

Tab. 4.5 Häufige Auslöser einer Kontaktallergie

Häufige Kontaktallergene	
Pflanzen	Farbstoffe
Trägerstoffe in lokalen Therapeutika	Leder
Wirkstoffe in Grundlagen	Inhaltsstoffe von Cremes
Ionen: *Nickel, Chromat, Kobalt etc.*	Differente Stoffe: *Bleichmittel, Duftstoffe, Nagellack*
Gummibestandteile	

ist das polymorphe Bild, d.h. das gleichzeitige Auftreten von Rötung, Bläschen, Erosionen, Krusten, Schuppen und Hornverdickung. Es besteht Juckreiz. Die Effloreszenzen sind nicht streng auf das Areal des Allergenkontaktes beschränkt. Symmetrische Streureaktionen sind häufig. Steht die zelluläre Proliferation im Vordergrund, kommt es zur Lichenifikation. Das lichenifizierte Ekzem ist von starkem Juckreiz begleitet und zeigt eine geringe Spontanheilungstendenz.

Therapie: Wie bei allen allergischen Reaktionen stehen Beseitigung bzw. Meiden der Noxe an erster Stelle. Zur Hautreinigung sollten synthetische Detergenzien eingesetzt werden. Äußerlich können Badezusätze wie Weizenkleieextrakt, Teer und Lipide hilfreich sein. Zur systemischen Behandlung stehen Glukokortikoide, Antihistaminika sowie gegebenenfalls Antibiotika und Saluretika bei starker Ödembildung zur Verfügung. Moderne Antihistaminika wie Loratadin vermindern den Juckreiz und die entzündliche Reaktion.

FAZIT: An erster Stelle der Therapie steht das Meiden des Allergens. Zur äußerlichen Behandlung sind eine schonende Hautreinigung, eine fettende Hautpflege und entsprechende Badezusätze empfehlenswert. Bei schweren Reaktionen können Glukokortikoide indiziert sein. Moderne Antihistaminika wie Loratadin verringern nicht nur den Juckreiz, sondern auch die entzündliche Reaktion.

Neurodermitis: Kennzeichen der Neurodermitis (atopisches Ekzem, endogenes Ekzem) sind Sebostase mit trockener Haut, Neigung zur Allergisierung, paradoxe Vasomotoren- und Schweißreaktion, vermehrte Empfindlichkeit gegenüber exogenen Reizen, erniedrigte Juckreizschwelle sowie eine saisonale und klimatische Abhängigkeit. Die Ursache der Erkrankung ist nicht bekannt, genetische Faktoren dürften jedoch eine wichtige Rolle spielen. Pathogenetisch besteht ein Ungleichgewicht zwischen fördernden und hemmenden Einflüssen auf die Mediatorsekretion, an der immunologische und nicht-immunologische Mechanismen beteiligt sind. Bereits bei geringen exogenen oder endogenen Reizen werden Mediatoren ausgeschüttet, was einen Neurodermitis-Schub zur Folge hat.

Der starke Juckreiz ist für den Patienten sehr belastend. Kratzen bis zur auftretenden Blutung empfinden die Patienten als vorübergehende Erleichterung. Kratzen verstärkt jedoch die Hautreaktion („Circulus vitiosus") und führt häufig zu bakteriellen Superinfektionen. Die Behandlung des Juckreizes ist daher ein zentraler Bestandteil des Therapiekonzeptes der Neurodermitis.

Therapie: Zur systemischen Behandlung des Juckreizes werden gerne Antihistaminika, initial eventuell in Kombination mit topischen Kortikoiden, eingesetzt. Loratadin, das als einziges modernes Antihistaminikum zur Behandlung des atopischen Ekzems zugelassen ist, hat in mehreren kontrollierten und offenen Studien auch bei Kleinkindern eine gute Wirksamkeit und Verträglichkeit gezeigt (s. Abb. 4.**4**). Das Anti-

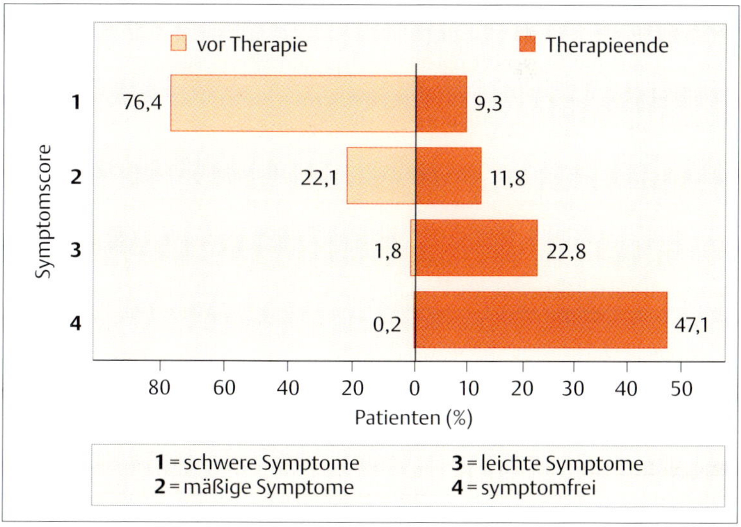

Abb. 4.**4** Juckreiz bei Neurodermitis oder nicht näher spezifiziertem „Ekzem" vor und nach der Behandlung mit Loratadin.

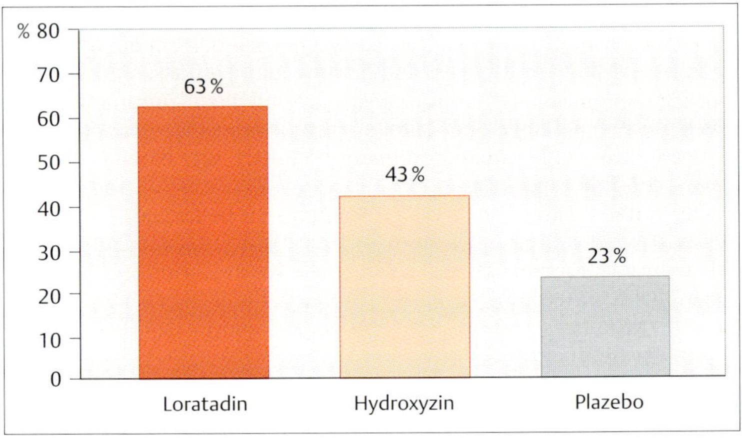

Abb. 4.**5** Wirksamkeit von Loratadin, Hydroxyzin bzw. Plazebo bei atopischem Ekzem.

histaminikum führt zu einer raschen Linderung des Juckreizes und damit zur Einsparung von Kortikoiden. Der Juckreiz bessert sich bei über 90% der Patienten. Hauteffloreszenzen, z. B. Erythem, sprechen ebenfalls gut auf die Behandlung an, wenn auch etwas später als der Juckreiz. Insgesamt scheint Loratadin sogar wirksamer zu sein als das sedierende Antihistaminikum Hydroxyzin (Abb. 4.**5**).

FAZIT: Intensives Kratzen verstärkt die Hautreaktion bei Neurodermitis. Die Linderung des Juckreizes ist daher ein wichtiger Aspekt der Neurodermitis-Therapie. Moderne Antihistaminika, die auch bei Kleinkindern eingesetzt werden können, vermindern den Juckreiz. Die Effloreszenzen heilen schneller ab, Kortikoide können eingespart werden.

4.4.2 Urtikaria

Die Urtikaria („Nesselsucht“) ist ein häufiges Krankheitsbild, das etwa 1,3% der Bevölkerung betrifft. Kennzeichen ist das monomorphe Erythem aus Quaddeln, das in der Regel von starkem Juckreiz begleitet ist. Bei 30–50% der Patienten findet sich ein begleitendes Angioödem (Quincke-Ödem). Bei stärkerer Exsudation kann es zur Blasenbildung kommen. In seltenen Fällen kann eine Schocksymptomatik mit Glottisödem, Bronchospasmus und Durchfällen auftreten. Als „Nesselfieber" bezeichnet man eine akute Urtikaria mit Temperaturerhöhung.

Die Quaddeln entwickeln sich meist wenige Minuten nach dem auslösenden Reiz. Bei einer Manifestation nach 8 – 36 h spricht man von einer „verzögerten Sofortreaktion". Die Quaddel-Bildung ist Folge der Freisetzung von Mediatoren, hauptsächlich aus Mastzellen und Eosinophilen. Wichtigster Mediator ist Histamin, aber auch andere Mediatoren wie PAF (Plättchenaktivierender Faktor), Bradykinin, Serotonin, SRS-A usw. spielen eine Rolle.

Klassifikation: Die Urtikaria wird nach ihrem Verlauf und ihrem Pathomechanismus klassifiziert (Tab. 4.**6**). Bei der akuten Urtikaria bilden sich die Quaddeln innerhalb von mehreren Stunden wieder zurück. Persistieren sie länger als 4 Wochen, spricht man von einer chronischen Urtikaria. Grundsätzlich wird ein Kontakttyp, bei dem die Hauterscheinungen auf den Ort der Reizung begrenzt sind, von einem Reflextyp, bei dem auch Allgemeinerscheinungen wie Hypotonie, Tachykardie usw. beobachtet werden, unterschieden. Potentielle Ursachen der akuten allergischen Urtikaria sind Arzneimittel, Nahrungs- und Genußmittel, Infektions- und Inhalationsantigene sowie physikalische Faktoren. Die Kontakturtikaria ist eine direkte Folge eines exogenen Einflusses und meist lokal begrenzt. Bei 10 – 20% der Patienten liegt eine physikalische Urtikaria infolge von Wärme-, Kälte-, Druck-, UV-Licht- oder Röntgenstrahleneinwirkung vor.

Die Urticaria factitia („demographische Urtikaria") wird durch Reiben, Kratzen oder Scheuern an der Haut ausgelöst. Sie tritt häufig nach Streß oder psychischen Belastungen auf. Meist sind Menschen mit einem hyperreagiblen Gefäßnervensystem auf dem Boden einer psychovegetativen Empfindlichkeit betroffen. Ursache der Druckurtikaria („Urticaria mechanica") ist ein einmaliger Stoß oder Schlag.

Die Kälteurtikaria, d. h. Auftreten von Quaddeln nach Kälteeinwirkung, ist meist erworben. Es sind aber einige Fälle einer autosomal-dominanten erblichen Variante beschrieben. Eine allergische Sofortreaktion kann bei der Kälteurtikaria nicht immer nachgewiesen werden. In diesen Fällen liegt der Reaktion vermutlich eine Übererregbarkeit des vegetativen Nervensystems der Haut auf Kältereize sowie eine erhöhte Empfindlichkeit auf Acetylcholin zugrunde.

Die Wärmeurtikaria ist deutlich seltener als die Kälteurtikaria. Die Genese ist vermutlich ähnlich. Eine große Rolle spielt hier ebenfalls eine psychovegetative Labilität. Auslöser ist vermutlich eine erhöhte Empfindlichkeit gegenüber Acetylcholin. Die Hauterscheinungen treten typischerweise nach psychischem Streß oder körperlicher Belastung auf.

Tab. 4.**6** Klassifikation der Urtikaria und ihrer Varianten nach ihrem pathogenetischen Mechanismus (nach Orfanos und Garbe)

I. Immunologisch bedingte Urtikaria

IgE-abhängig

Klassische

Dermographische Urtikaria (Urticaria factitia)

Kälteurtikaria

Komplementinduziert

Hereditäres bzw. erworbenes Angioödem

Anaphylaktoide urtikarielle Reaktionen

Urtikaria-Vaskulitis

II. Nicht immunologisch bedingte Urtikaria

Durch physikalisch-chemische Reize

Wärmeurtikaria

Druckurtikaria

Lichturtikaria

Aquagene Urtikaria

Cholinergische Urtikaria

durch Histaminliberatoren

Medikamente, z. B. Aminoglykoside, Chloroquin, Phenothiazine, Polymyxin B, Narkotika, Opiate, Muskelrelaxanzien u. a.

Sonstiges, z. B. Dextran, Protamin, Schlangen- bzw. Bienengifte

Durch Induktoren von Intoleranzreaktionen und sog. Pseudoallergischen Reaktionen

z. B. Acetylsalicylsäure, Benzoesäure, Sorbinsäure, Tartrazin, diverse Nahrungsmittel

III. Urticaria pigmentosa

Das Angioödem ist eine Sonderform der Urtikaria, gekennzeichnet durch eine akute teigig-ödematöse subkutane Schwellung der Haut und Schleimhäute. Meist sind Lippen, Augenlider, Genitalien und Glieder in Gelenknähe betroffen. Die Haut ist nur wenig erythematös, sondern eher blaß. Bei Schwellungen im Bereich von Pharynx, Larynx oder

Zunge besteht Erstickungsgefahr. Differentialdiagnostisch muß ein hereditäres Angioödem ausgeschlossen werden.

Therapie: Ist die Beseitigung bzw. das Meiden der auslösenden Ursachen nicht möglich, stehen zur symptomatischen Therapie Antihistaminika an erster Stelle. Moderne, nicht-sedierende Antihistaminika haben Vorrang, da das Medikament häufig über einen längeren Zeitraum eingenommen werden muß.

Die Wirkungen von Loratadin sind durch zahlreiche Untersuchungen bei der chronischen wie bei der akuten Urtikaria gut belegt. In einer kontrollierten Untersuchung an 77 Patienten mit chronischer Urtikaria waren 64% der Patienten nach einer 28tägigen Behandlung mit Loratadin beschwerdefrei im Vergleich zu 48% unter einem anderen nicht-sedierenden Antihistaminikum und zu nur 12% unter Plazebo. Bereits am 3. Tag war unter Loratadin eine signifikant bessere Reduktion der Beschwerden als unter dem Vergleichspräparat bzw. Plazebo zu verzeichnen. Bei einer Zusammenfassung der zahlreichen klinischen Studien, in denen Loratadin bei der akuten Urtikaria gegen Plazebo geprüft wurde, fand sich bereits nach einer Woche eine signifikante Abnahme der Anzahl und Größe der Quaddeln sowie von Juckreiz und Erythem (Abb. 4.**6**). Eine Tachyphylaxie wurde auch nach längerer Behandlung nicht beobachtet. Die Wirkung von Loratadin ist, wie 6 weitere Ver-

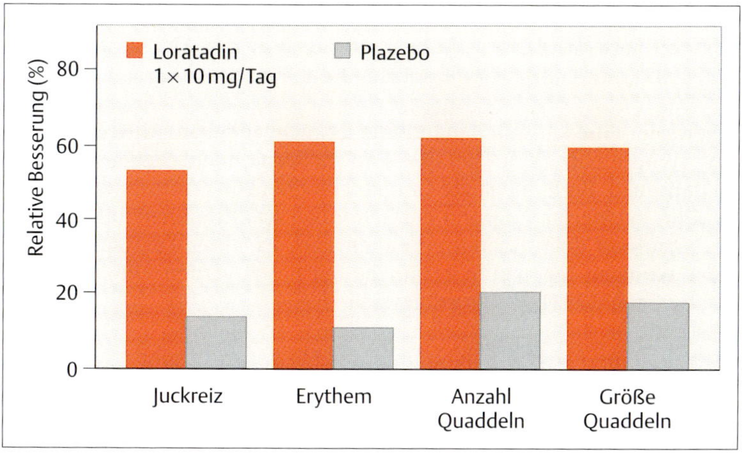

Abb. 4.**6** Relative Besserung (in %) der verschiedenen Symptome bei Patienten mit chronischer Urtikaria.

gleichsuntersuchungen belegen, mit der des sedierenden Antihistaminikums Hydroxyzin vergleichbar.

Auch experimentell ist die gute Wirksamkeit von Loratadin auf die Quaddelbildung belegt. In einer Cross-over-Studie an 12 hautgesunden Probanden fand sich unter 10 mg Loratadin im Vergleich zu Plazebo ein signifikanter starker Rückgang der Größe und des Erythems im Histamin-Quaddeltest.

FAZIT: Bei der symptomatischen Behandlung der Urtikaria stehen Antihistaminika an erster Stelle. Angesichts der oft längeren Therapiedauer sollten nicht-sedierende Antihistaminika bevorzugt werden. Die Wirksamkeit von Loratadin bei der akuten wie chronischen Urtikaria ist gut belegt und sedierenden Antihistaminika mindestens gleichwertig bzw. überlegen.

4.4.3 Mastozytose

Die Mastozytose ist eine Sonderform der Urtikaria. Ihr Kennzeichen ist eine Anreicherung von Mastzellen in der Haut. In seltenen Fällen können sich jedoch auch tumorartige Mastzellinfiltrate im Knochenmark oder inneren Organen bilden. Die Pathogenese der Mastozytose ist unbekannt. Man diskutiert eine Überaktivität normaler Wachstumsfaktoren für Mastzellen. Die häufigste Manifestationsform der Mastozytose ist die Urticaria pigmentosa. Hierbei treten makulopapulöse Läsionen disseminiert am ganzen Körper auf. Auslöser der Mediatorausschüttung sind physikalische oder mechanische Reize.

Therapie: Eine kausale Behandlung ist nicht möglich. Mittel der Wahl zur symptomatischen Therapie sind moderne, nicht-sedierende Antihistaminika. Breit angelegte Untersuchungen zur Wirksamkeit von Loratadin existieren aufgrund der Seltenheit des Krankheitsbildes nicht. In einzelnen dokumentierten Fällen kam es unter Loratadin bereits nach wenigen Tagen zum Abklingen der Beschwerden. Die prophylaktische Gabe war ebenfalls erfolgreich.

FAZIT: Eine kausale Behandlung der Mastozytose gibt es nicht. Zur Linderung der Beschwerden sowie zur Prophylaxe ist ein Therapieversuch mit modernen Antihistaminika aussichtsreich.

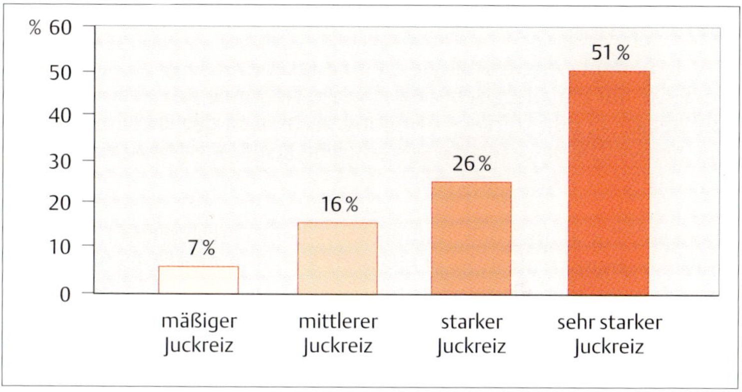

Abb. 4.7 Intensität des Juckreizes bei polymorpher Lichtdermatose. Selbsteinschätzung von 302 Patienten (nach Diepgen et al. 1989).

4.4.4 Lichtdermatosen

Die polymorphe Lichtdermatose („Sonnenallergie") ist eine relativ häufige Hauterkrankung, die durch Sonneneinstrahlung hervorgerufen wird. Auslöser ist die plötzliche UV-Strahlung im Wellenbereich zwischen 320–440 nm nach längerer Sonnenentwöhnung. Die Effloreszenzen treten meist verzögert einige Stunden bis wenige Tage nach der Lichtexposition auf. Man unterscheidet ein papulöses und hämorrhagisches Erscheinungsbild sowie einen Ekzem-, Plaques- und Urtikariatyp. Der papulöse Typ ist die häufigste Manifestationsform. Prädilektionsstellen sind Arme sowie Hals-Brust-Ansatz. Gemeinsames Leitsymptom ist der starke Juckreiz, der deutlich mit dem Leidensdruck der Patienten korreliert (Abb. 4.7).

Therapie: Die Hautreaktion ist in der Regel spontan rückläufig. Sie verliert sich bei zunehmender Gewöhnung an die Sonneneinstrahlung. Zur Linderung des Juckreizes sowie zur Prophylaxe haben sich systemische Antihistaminika bewährt. Systematische Studien zur Wirksamkeit fehlen, es liegen jedoch Kasuistiken zum erfolgreichen Einsatz von Loratadin vor.

FAZIT: Die „Sonnenallergie" verschwindet meist nach einigen Tagen spontan. Antihistaminika können zur symptomatischen Therapie sowie zur Prophylaxe (z. B. 3 Tage vor und während der Exposition) eingesetzt werden.

4.4.5 Insektengift-Allergie

Die Hymenopterengift-Allergie ist eine IgE-vermittelte Sofortreaktion. Hinweise auf ein allergisches Geschehen sind eine überschießende lokale Reaktion, d.h. starke Schwellung im Bereich der Stichstelle, sowie eine generalisierte Urtikaria. Systemische Reaktionen bis hin zum anaphylaktischen Schock sind möglich.

Therapie: Zur akuten Behandlung von lebensbedrohlichen Reaktionen werden Adrenalin als Aerosol bzw. intravenös, β-Mimetika, Kortikoide und adjuvant auch moderne Antihistaminika gegeben. Bei generalisierter Urtikaria sind orale Antihistaminika Mittel der Wahl. Bei starken lokalen Insektenstichreaktionen lindern Antihistaminika gegebenenfalls in Kombination mit einem topischen Kortikoid (z.B. Mometasonfuroat) Juckreiz und Schwellung. Bei systemischen allergischen Reaktionen sollte langfristig eine Hyposensibilisierung angestrebt werden.

FAZIT: Bei nicht-lebensbedrohlichen Reaktionen auf Insektenstiche haben moderne Antihistaminika einen günstigen Einfluß auf Juckreiz und Urtikaria.

4.5 Nicht-allergisch bedingter Juckreiz

4.5.1 Varizellen

Varizellen („Windpocken“) zählen zu den Kinderkrankheiten. Klinisches Leitsymptom ist ein stark juckendes Exanthem mit papulopustulösen Läsionen. Die Effloreszenzen klingen normalerweise innerhalb von wenigen Tagen komplikationslos ab. Bei Erwachsenen oder immundefizienten Patienten verläuft die Erkrankung meist schwerer. Der starke Juckreiz veranlaßt die Kranken, sich intensiv zu kratzen. Superinfektionen und Narben sind die Folge.

Therapie: Zur Linderung des Juckreizes haben sich Antihistaminika bewährt. Das moderne Antihistaminikum Loratadin, das auch bei Kindern sicher angewandt werden kann, hat eine rasch einsetzende juckreizstillende Wirkung (Abb. 4.**8**).

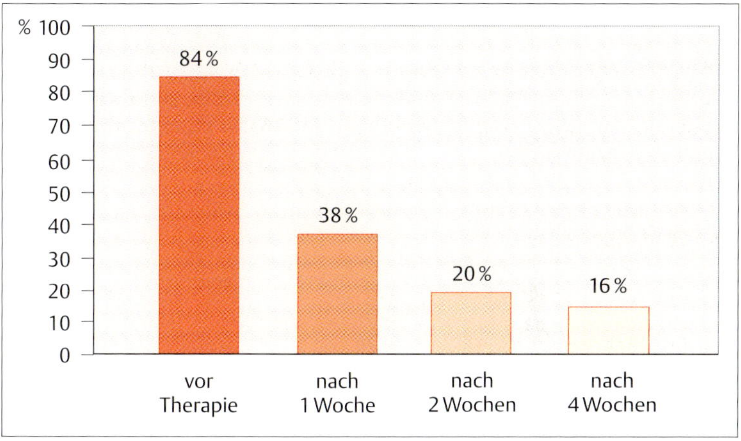

Abb. 4.**8** Anteil der an Varizellen erkrankten Patienten (Kinder) mit Kratzspuren vor und unter Loratadin.

FAZIT: Das Aufkratzen der Bläschen bei Varizellen kann zu Superinfektionen und Narben führen. Zur systemischen Behandlung des Juckreizes kann Loratadin bereits bei Kindern ab 2 Jahren sicher eingesetzt werden.

4.5.2 Altersjuckreiz

Die Atrophie der Haut im Alter führt nicht selten zu quälendem Juckreiz. Eine Austrocknung der Haut (erworbene Ichthyosis), z. B. im Winter in zentralgeheizten Räumen, häufiges Waschen usw., verstärkt den Juckreiz. Zur äußerlichen Behandlung sind Bäder mit rückfettenden Zusätzen sowie fettende Lotionen mit Harnstoff-Zusatz empfehlenswert. Bei stärkerem Leidensdruck ist eine systemische Behandlung mit Antihistaminika angezeigt, wobei sedierende Substanzen bei älteren Patienten aufgrund des sedierenden Effektes weniger geeignet sind.

FAZIT: Die Pflege der trockenen Haut mit fettenden Bädern und Lotionen steht beim Altersjuckreiz an erster Stelle. Bei starkem Leidensdruck ist ein Therapieversuch mit Antihistaminika sinnvoll, wobei primär nicht-sedierende Antihistaminika angewandt werden sollen.

4.5.3 Juckreiz bei Gallengangsverschluß

Bei chronischer Cholestase kommt es durch die Ablagerung von Gallensäuren im Integument zum Juckreiz. Cholestyramin, das Gallensäuren bindet, ist gut antipruriginös wirksam. Alternativ können Antihistaminika eingesetzt werden.

FAZIT: Mittel der Wahl ist Cholestyramin, Antihistaminika sind eine mögliche Alternative.

4.5.4 Nephrogener Juckreiz

Bei Urämie lösen in der Haut abgelagerte Retentionsstoffe, mikrokristalline Kalziumeinlagerungen sowie die Austrocknung der Haut quälenden Juckreiz aus. Bei trockener Haut, z. B. bei Dialyse-Patienten, ist eine lokale Behandlung mit fettenden Bädern oder Lotionen sinnvoll. Reicht diese Therapie nicht aus, ist ein Versuch mit Antihistaminika gerechtfertigt.

FAZIT: Bei trockener Haut steht die topische Behandlung im Vordergrund. Bei Urämie ist ein Therapieversuch mit Antihistaminika sinnvoll.

4.5.5 Juckreiz bei hämatologischen Erkrankungen und Malignomen

Juckreiz wird vor allem bei Polycythaemia vera und Morbus Hodgkin, weniger häufig bei Leukämien, Paraproteinämien, myelodysplastischem Syndrom, essentiellen Thrombozythämien oder Hypereosinophiliesyndrom beobachtet. Ein direkter kausaler Zusammenhang zwischen Karzinomen und Juckreiz ist zweifelhaft. Bei Karzinompatienten mit ausgedehntem Juckreiz müssen primär andere Ursachen wie allergische oder chronisch irritative Dermatitiden, Medikamente (Opiate, Doxorubicin, Chemotherapeutika) sowie malignomassoziierte Dermatosen wie bullöses Pemphigoid, paraneoplastischer Pemphigus oder Dermatitis herpetiformis Duhring in Betracht gezogen werden.

Therapeutisch steht die Behandlung der hämatologischen Tumorerkrankung im Vordergrund. Bei der Polycythaemia vera gilt derzeit α-Interferon als Mittel der Wahl zur Behandlung des Juckreizes. Zur Linderung des Juckreizes können Antihistaminika eingesetzt werden.

FAZIT: Bei der Therapie des mit hämatologischen Erkrankungen oder Malignomen assoziierten Juckreizes steht die Behandlung der Grunderkrankung im Vordergrund. Der Einsatz von Antihistaminika ist in vielen Fällen hilfreich.

Literatur

Denman ST: A review of pruritus. J Amer Acad Dermatol 1986; 14: 375–392.

Diepgen TL, Häberle M, Manige F, Stüben O, Hornstein OP: Charakteristika der polymorphen Lichtdermatose – Ergebnisse einer prospektiven Befragung und Untersuchung 302 Betroffener. H+G Zeitschr f Hautkrankh 1989; 64: 279–285.

Grabbe J, Czarnetzki BM: Die Therapie des Juckreizes. Z Hautkr 1993; 68: 249–252.

Greaves MW, Wall PD: Pathophysiology of itching. Lancet 1996; 348: 938–940.

Guerra L, Vincenzi C, Valeri F, et al.: Vergleichsuntersuchung zwischen Loratadin und einem nicht-sedierenden Vergleichspräparat bei der Behandlung der chronischen Urtikaria. J Europ Acad Dermatol Venereol 1994; 3: 148–152.

Magerl W: Neurophysiologie des Juckens. Allergologie 1991; 14: 395–405.

Mensing H, Neumann Y: Antihistaminikatherapie bei allergischen Dermatosen. Zeitschr Allgemeinmed 1991; 67: 498–503.

Metze D, Reimann S, Luger TA: Juckreiz – Symptom oder Krankheit. In: Fortschritte der praktischen Dermatologie und Venerologie 1996 (Plewig G, Przybilla B, eds), Springer Verlag, 1997; 77–86.

Monroe E: Loratadin bei chronischer Urtikaria und atopischen Hauterkrankungen: Ein Überblick über bisherige klinische Studien. Adv Ther 1994; 11: 3.

Paul E: Behandlung juckender Hautkrankheiten mit Loratadin – Ergebnisse einer offenen Multizenterstudie. Fortschr Med 1991; 109: 175–178.

Peter RU, Ring J: Antihistaminika bei juckenden Dermatosen. Doppelblinder Vergleich von Loratadin mit sedierendem Vergleichspräparat. Münch Med Wschr 1989; 131: 660–662.

Reinauer S, Goerz G: Juckreiz. Hautarzt 1996; 47: 229–242.

Schmelz M, Schmidt R, Bickel A, Handwerker HO, Torebjörk HE: Specific C-receptors for itch in human skin. J Neuroscience 1997; 17: 8003–8008.

Schmoeckel C: Antihistaminika-Therapie juckender Hauterkrankungen – Ergebnisse einer multizentrischen Praxisstudie. Dt Dermatologe 1992; 10: 1442–1452.

Siefert S, Jung EG, Neumann Y: Nachweis und Objektivierung der klinischen Loratadin-Wirkung im Histamin-Quaddeltest. Akt Dermatol 1994; 20: 73–77.

Sitzmann FC, Neumann Y: Loratadin bei Kindern mit juckreizverursachenden (allergischen) Hauterkrankungen. Kinderarzt 1989; 20: 1818 – 1821.

Steen KH, Kaiser HW, Kreysel HW: Die neuronale Vermittlung des Pruritus. Z Hautkr 1995; 70: 43 – 47.

Summerfield JA: Pain, itch and endorphins. Brit J Dermatol 1981; 105: 725 – 726

Voigtländer V: Die Therapie der Urtikaria und juckender Ekzeme mit dem Antihistaminikum Loratadin. Akt Dermatol 1989; 15: 254 – 257.

Wahlgren CF: Pathophysiology of itching in urticaria and atopic dermatitis. Allergy 1992; 47: 65 – 75.

5 Sicherheit und Verträglichkeit von Antihistaminika

D. Abeck und T. Ruzicka

5.1 Nebenwirkungsspektrum

Antihistaminika, insbesondere die modernen Antihistaminika, sind im allgemeinen sehr gut verträgliche Arzneimittel. Die häufigste unerwünschte Wirkung bei den älteren Substanzen der ersten Generation ist die Sedierung. Sie vermindert die Konzentrationsfähigkeit und das Reaktionsvermögen, was in der Schule und im Berufsalltag, beim Autofahren und Arbeiten an Maschinen ein großes Problem darstellen kann (Tab. 5.**1**). Seltene Nebenwirkungen, die auf die Blockade der peripheren Histaminrezeptoren zurückgehen, sind Seh- und Miktionsstörungen sowie Mundtrockenheit. Exantheme und die sehr seltenen Blutbildveränderungen werden durch Überempfindlichkeitsreaktionen verursacht (Tab. 5.**2**). Extrem selten, aber klinisch bedeutsam ist eine kardiotoxische Wirkung, die bei bestimmten Antihistaminika beobachtet wurde.

FAZIT: Moderne Antihistaminika sind sehr gut verträglich. Klinisch relevant kann ein gewisser sedierender Effekt sein, der aber innerhalb dieser Substanz-Gruppe unterschiedlich stark ausgeprägt ist.

Tab. 5.**1** Probleme bei zentralnervösen Wirkungen von Antihistaminika

Schulkinder: Müdigkeit, Konzentrationsschwierigkeiten in der Schule
Vermindertes Reaktionsvermögen im Straßenverkehr
Vermindertes Reaktionsvermögen beim Arbeiten an Maschinen
Bei Überdosierung (meist bei Kleinkindern): Exzitation, Unruhe, Nervosität, Schlaflosigkeit

Tab. 5.**2** Unerwünschte Wirkungen von Antihistaminika gemäß Roter Liste 1998 (A 104)

Haut	(j)	Exantheme
	(i, j)	Überempfindlichkeitsreaktionen
Nervensystem	a	Sedierung
	b	Zentralnervöse Beschwerden
	c	Bei Kleinkindern Exzitationserscheinungen (bei Überdosierung)
Augen	d	Sehstörungen
	e	Glaukomauslösung (Engwinkelglaukom)
Gastrointestinaltrakt	f	Mundtrockenheit
	g	Gastrointestinale Störungen
Blut	h	Blutbildveränderungen (sehr selten)
Urogenitaltrakt	i	Miktionsstörungen
Immunsystem	j	Überempfindlichkeitsreaktionen (z. B. Hautreaktionen)

5.2 Sedierung

5.2.1 Mechanismus

Ältere Antihistaminika führen durch Blockade der zentralnervösen Histaminrezeptoren (H_3) zu einer Sedierung mit Reflexverlangsamung und Dämpfung. Bei einigen der älteren Antihistaminika, z. B. Hydroxyzin (Atarax®) und Promethazin (Atosil®), überwiegt sogar die sedierende Wirkung, so daß diese Substanzen heute als Tranquilizer bzw. Sedativa eingesetzt werden. Sedierende Antihistaminika können in Einzelfällen, vor allem bei Kindern, durch eine zentral anticholinerge Wirkung zur zentralen Stimulation mit Exzitation, Nervosität, Schlafstörungen bis hin zu Krämpfen führen. In der Peripherie kommt es zu atropinartigen Nebenwirkungen mit Herzrasen, Bauchkrämpfen usw. Moderne Antihistaminika führen deutlich seltener zur Sedierung als die älteren Substanzen. Ursache ist die geringere Liquorgängigkeit und/oder die geringere Affinität zu den zentralen Histaminrezeptoren (Tab. 5.**3**). Die quasi vollkommen fehlende zentrale Sedierung durch Loratadin beispielsweise geht auf mehrere Mechanismen zurück. Loratadin kann zwar die Bluthirnschranke überwinden, dringt aber aufgrund seines hohen Molekulargewichtes nicht ins ZNS ein. Darüber hinaus zeigt Loratadin eine sehr starke Affinität zu den peripheren H_1-Rezeptoren und eine hohe Plasmaproteinbildung.

Tab. 5.**3** Gründe für die geringe sedierende Wirkung moderner Antihistaminika

- Vermeidung der Penetration ins ZNS
  Ionisationsgrad und Polarität des Moleküls
  keine Lipophilie
  hohe Plasmaproteinbindung
  hohe Molekülgröße (Masse > 90 D)
- keine Wirkung an zentralen H_3-Rezeptoren sondern Spezifität für periphere H_1-Rezeptoren
- keine Wirkung an α-adrenergen Rezeptoren

FAZIT: Der sedierende Effekt von Antihistaminika geht auf die Blockade der zentralen H_3-Rezeptoren zurück. In Einzelfällen kann die zentrale Wirkung von Antihistaminika auch zu paradoxen Reaktionen, z.B. Erregungszuständen, führen. Es gibt aber auch Präparate, bei denen die Sedierung nicht auftritt, wie z.B. Loratadin.

5.2.2 Vergleich einzelner Substanzen

Nicht nur zwischen den älteren und den modernen Antihistaminika, auch innerhalb der Gruppe der neueren, nicht-sedierenden Antihistaminika gibt es Unterschiede hinsichtlich ihres zentral dämpfenden Effektes. Eine Beurteilung der sedierenden Komponente von einzelnen Antihistaminika ist nur anhand von direkten Vergleichsstudien bzw. anhand von Untersuchungen mit vergleichbarem Design und Patientengut sowie bei äquipotenter Dosierung und gleicher Applikationsform zulässig.

Größte Bedeutung, auch hinsichtlich der Rechtslage, haben psychometrische Tests und Studien zum Fahrverhalten (Tab. 5.**4**). Dabei hat sich gezeigt, daß die modernen Antihistaminika Terfenadin und Cetirizin sowie topische Antihistaminika einen gewissen sedierenden Effekt haben, der das Reaktionsvermögen beim Autofahren einschränken kann. Dagegen führt Loratadin, wie zahlreiche Studien belegen, nicht zur Sedierung. In einer detaillierten Untersuchung wurde der Einfluß von Loratadin und Cetirizin auf Fahrvermögen, psychometrische Tests und ein während des Fahrens abgeleitetes EEG geprüft. Es zeigte sich, daß Cetirizin das Ergebnis der psychometrischen Tests dosisabhängig verschlechtert, das Fahrverhalten in ähnlicher Weise wie 0,72 g/kg

Tab. 5.**4** Psychometrische Testverfahren zur Beurteilung des zentral sedierenden Effektes von Antihistaminika

- **Vigilanz**
  - Gehen auf einer geraden Linie
- **Reaktionszeit**
  - Bei Kindern: Gameboy
  - „rote Ampel" bzw. Lämpchen schnell ausschalten
  - Reaktionsfähigkeit unter Streß
- **Konzentrationsfähigkeit**
  - Kartensortieraufgaben
  - Gedächtnistest
  - Nicht reagieren auf ablenkende Stimuli
- **Subjektives Gefühl in visuellen Analogskalen (VAS)**
  - Vigilanz
  - Konzentrationsfähigkeit
  - Schläfrigkeit
  - Unbehagen
- **Fahrverhalten**
  - CTT (Critical Tracking – Halten der Spur)
  - DAT (Divided Attention – Aufmerksamkeit)
  - CRT (Choice Reaction Time – Reaktionszeit)
  - RCT (Response Competition – Ablenkbarkeit)

Alkohol beeinflußt und daß sich die Wirkung von Cetirizin und Alkohol addieren. Loratadin zeigte in dieser Studie dagegen keinen signifikanten Einfluß auf die psychometrischen Tests, das Fahrverhalten und das EEG. Die Wirkung von Alkohol wurde nicht verstärkt. Ein ähnliches Bild zeigten Untersuchungen an Piloten im Flugsimulator. Loratadin ist aufgrund dieser Studien von der amerikanischen Luftfahrtbehörde als erstes Antihistaminikum zur Behandlung von Piloten zugelassen und wird ebenfalls von der US Air Force empfohlen.

FAZIT: Auch moderne Antihistaminika haben einen gewissen sedierenden Effekt, der für Loratadin im Vergleich zu anderen Antihistaminika – insbesondere Cetirizin – als gering einzustufen ist. Ein Vergleich der sedierenden Wirkung der einzelnen Substanzen ist nur anhand von direkten Vergleichsstudien bzw. anhand von Studien mit gleichem Design und Patientengut sowie bei äquipotenter Dosierung und gleicher Applikationsform zulässig.

5.2.3 Rechtslage

Bei der Verordnung eines Antihistaminikums muß der Arzt den Patienten auf die Einschränkung beim Autofahren und beim Arbeiten an Maschinen aufmerksam machen. Die Aufklärung ist zu dokumentieren. Andernfalls kann der Arzt im Schadensfall haftbar gemacht werden. Ausnahme ist hier Loratadin. Aufgrund des fehlenden sedierenden Effektes ist keine Aufklärung erforderlich.

FAZIT: Der Arzt muß bei der Verordnung von sedierenden Antihistaminika darüber aufklären, daß das Reaktionsvermögen beim Autofahren bzw. Arbeiten an Maschinen eingeschränkt sein kann. Bei Loratadin, das keinen sedierenden Effekt hat, ist eine solche Aufklärung nicht notwendig.

5.3 Leberfunktionsstörungen

Ein Kausalzusammenhang zwischen Leberfunktionsstörungen und Antihistaminika ist bislang nicht belegt. Bei der Analyse des Krankheitsverlaufs von Einzelfällen war keine ursächliche Auslösung durch das Antihistaminikum festzustellen. Insgesamt ist das potentielle Risiko einer Leberfunktionsstörung unter modernen Antihistaminika sehr gering. Eine routinemäßige Kontrolle der Leberenzyme ist nicht erforderlich.

FAZIT: Das Risiko einer Leberschädigung unter Antihistaminika ist extrem gering. Eine routinemäßige Kontrolle der Leberenzyme ist nicht angezeigt.

5.4 Kardiotoxische Wirkungen

Eine bekannte, aber sehr seltene unerwünschte Wirkung der modernen Antihistaminika Astemizol und Terfenadin sind Herzrhythmusstörungen. Beobachtet wurden in erster Linie Störungen der Repolarisation im Sinne einer Verlängerung der QT_c-Zeit und sogenannte Torsade de pointes. Letztere sind eine seltene Sonderform der ventrikulären Tachyarrhythmien, die meist spontan nach wenigen Sekunden verschwinden, in Einzelfällen aber auch in ein lebensbedrohliches Kammerflimmern übergehen können. Ursache der Rhythmusstörungen unter Astemizol und Terfenadin ist vermutlich die Interaktion dieser Substanzen mit bestimmten Kaliumkanälen am Herzen. Aus diesem Grund sollte die empfohlene Tagesdosis von Astemizol und Terfenadin nicht überschritten und die gleichzeitige Gabe von Arzneimitteln, die die Elimination der beiden Antihistaminika verzögern bzw. per se QT_c-Verlängerungen oder Torsade de pointes auslösen können, vermieden werden (Tab. 5.**5**). Die Zulassung von 120 mg Terfenadin wurde inzwischen vom BfARM widerrufen!

Tab. 5.**5** Empfehlungen zur Vermeidung Terfenadin/Astemizol-assoziierter kardiotoxischer Nebenwirkungen

- nicht die empfohlene Tagesdosierung überschreiten, und bei Eintritt des gewünschten Therapiezieles Dosisreduktion anstreben
- keine gleichzeitige Gabe von Pharmaka mit bekannter Verlängerung der QT_c-Zeit (siehe Tab. 5.**6**); der Patient sollte den Arzt über jede Begleitmedikation informieren
- nicht verschreiben bei
  - Patienten mit Elektrolytstörungen
  - Patienten mit Lebererkrankungen, besonders durch Alkohol- oder Medikamentenabusus
  - Patienten mit bekannter QT_c-Verlängerung
- beim Auftreten von kardiovaskulären Symptomen, Synkopen oder Schwindelzuständen umgehend ein EKG schreiben lassen

Hauptrisikofaktor für das Auftreten von kardialen Arrhythmien ist ein erhöhter Plasmaspiegel von Astemizol bzw. Terfenadin. Für den Abbau von Terfenadin und Astemizol ist das Zytochrom P450 3A4 in der Leber zuständig. Interaktionen sind mit Antimykotika (Azole), Makrolid-Anti-

Tab. 5.**6** Medikamente, die eine verlängerte QT-Zeit und/oder Torsade de points (TDP) auslösen können

Antiarrhythmika	
Typ 1 A (TDP möglich)	Chinidin, Procainamid, Disopyramid
Typ 1 C (TDP selten)	Encainid, Flecainid
Typ 3 (TDP wenig wahrscheinlich)	Amiodaron, Sotalol, Sematilid
Makrolid-Antibiotika	
Erythromycin, Josamycin, Clarithromycin	
Antimykotika	
Ketokonazol, Fenticonazol, Itrakonazol	
Weitere	
Trizyklische Antidepressiva	
Pentamidin	
Phenothiazine	
Ciclosporin A	
Nifedipin	

biotika, z.B. Erythromycin, und CSE-Hemmern, die ebenfalls über dieses hepatische Enzymsystem verstoffwechselt werden, beschrieben worden. Die zusätzliche Gabe von Pharmaka, die per se die QT_c-Zeit verlängern, sollte ebenfalls vermieden werden (Tab. 5.**6**). Bei Patienten mit Elektrolytstörungen sowie Patienten mit bekannter QT_c-Verlängerung sollte man auf Astemizol und Terfenadin ganz verzichten (Tab. 5.**7**).

Auch wurden unter Loratadin und Cetirizin in einigen Fällen Herzrhythmusstörungen beobachtet. In den Fällen unter Loratadin waren die Rhythmusstörungen jedoch entweder klinisch nicht relevant oder es konnte kein kausaler Zusammenhang festgestellt werden. Auch in experimentellen Untersuchungen fand sich kein proarrhythmischer Effekt von Loratadin. Bei gleichzeitiger Gabe von Loratadin und Erythromycin traten keine EKG-Veränderungen auf. Anders als Astemizol und Terfenadin beeinflußt Loratadin die kardialen Kaliumkanäle nicht und besitzt kein kardiotoxisches Potential.

Tab. 5.**7** Ursachen für verlängerte QT-Zeiten und ein erhöhtes Risiko für ventrikuläre Arrhythmien

Kongenitale QT-Syndrome
Jervell/Lange-Nielsen-Syndrom (autosomal dominant vererbte QT-Verlängerung und Taubstummheit)
Romano-Ward-Syndrom (autosomal dominant vererbte QT-Verlängerung)
sporadische QT-Syndrome
Erworbene QT-Syndrome
Pharmaka-induziert (siehe Tab. 5.**6**)
Elektrolytstörungen
Bradyarrhythmien
Fehl- bzw. Mangelernährungen („Nulldiäten", Anorexie, chronischer Alkoholabusus)
Hypothyreose
Zerebrovaskuläre Erkrankungen

FAZIT: Kardiale Arrhythmien sind eine extrem seltene Nebenwirkung von Astemizol und Terfenadin. Um das Risiko zu minimieren, empfiehlt es sich, die Tagesdosis nicht zu überschreiten, eine Komedikation mit Makrolid-Antibiotika und Antimykotika vom Azol-Typ zu vermeiden und bei gefährdeten Patienten (bekannte QT_c-Verlängerung, Elektrolytstörungen, Lebererkrankungen) auf diese Antihistaminika zu verzichten. Loratadin und Cetirizin werden als kardial unbedenklich eingestuft.

Literatur

Ahmad SR: USA: antihistamines alert. Lancet 1992; 340: 542.

Darsow U, Ring J: Sichere Therapie mit Antihistaminika. Allergo J 1998; 7: 107 – 111.

Davies AJ, Harinda V, McEwan A, Ghose RR: Cardiotoxic effect with convulsions in terfinadine overdose. Brit Med J 1989; 298: 325.

Lindquist M, Edwards IR: Risks of non-sedating antihistamines. Lancet 1997; 349: 1322.

Mathews DR, McNutt B, Okerholm R, Flicker M, McBride G: Torsades de pointes occurring in association with terfinadine use. J Amer Med Assn 1991; 266: 2375 – 2376.
Monroe EW: Chronic urticaria: treatment with non-sedating H_1-antihistamines. J Amer Acad Dermatol 1988; 19: 842 – 849.
O'Hanlon JF, Ramaekers JG: Antihistamine effects on actual driving performance in a standard test: a summary of Dutch experience, 1989 – 1994. Allergy 1995; 50: 234 – 242.
Roy ML, Dumaine R, Brown AM: HERG, a primary human target of the nonsedating antihistamine terfinadine. Circulation 1996; 94: 817 – 823.
Schiano T, Bellary SV, Cassidy MJ, Thomas RM, Black M: Subfulminant liver failure and severe hepatotoxicity caused by loratadine use. Ann Intern Med 1996; 125: 738 – 740.
Schmutzler W: Unerwünschte Wirkungen der H_1-Antihistaminika. Allergo Journal 1994; 3: 442 – 450.
Spector SL, Altman R: Cetirizine: a novel antihistamine. Amer J Rhinol 1987; 1: 147 – 149.
Vuurman EFPM, Veggel van LMA, Uiterwijk MMC, et al.: Seasonal allergic rhinitis and antihistamine effects on children's learning. Ann Allergy 1993; 71: 121 – 126.

Sachverzeichnis

A

Adhäsionsmolekül 6 ff
- Expression
- – Asthma bronchiale, allergisches 38, 46 f
- – Atemwegserkrankung 37
- – Dermatitis, atopische 37
- – Dermatose, juckende 56
- – Glukokortikoide 39
- – Nasenpolypen 37
- – Rhinitis 37
- – Toluen Dilsocyanat-Asthma 37
- Loratadinwirkung 18
Adhäsionsrezeptoren 8
Aeroallergene 42
Allergenkarenz
- Asthma bronchiale 44 f
- Rhinitis allergica, saisonale 31 ff
Allergikergruß 25 f
Allergische Reaktion
- Ablauf 13
- Sofortreaktion 12 ff
Altersjuckreiz 69
Amine 53
Analogskala, visuelle 76
Anamnese, allergologische 27 f
Angioödem 64 f
Anstrengungs-Asthma 42
Antiarrhythmika 79
Anticholinergika 34
Antihistaminika 11 ff
- Altersjuckreiz 69
- Asthma bronchiale 46 ff
- Dermatose, juckende 59
- Insektengift-Allergie 68
- Klassifikation 11
- Neurodermitis 61 f
- orale
- – Juckreiz 55 ff
- – Rhinitis allergica, saisonale 34 f
- sedierende Wirkung 74 f
- Sonnenallergie 67
- topische 34
- Urtikaria 65 f
- Varizellen 68
Antihistaminikaverordnung, Rechtslage 77
Antimykotika 79
Arrhythmie, ventrikuläre 80
Astemizol, kardiotoxische Nebenwirkung 78 ff
Asthma bronchiale 39 ff
- – allergisches, Adhäsionsmolekülexpression 37
- – extrinsisches, Pathophysiologie 47
- – Formen 41
- – Häufigkeit bei Kindern 39
- – Langzeittherapie 45
- – Schweregrad 45
- exogen-allergisches 37 f
- extrinsisches 41 f
- Infekt-allergisches 42
- psychogenes 42
Asthmabeschwerden, Häufigkeit 1 f
Atemwegserkrankung
- Adhäsionsmolekülexpression 37
- allergische 25 ff
- Prävalenz 5
Atemwegsinfektion, Erreger 5 f
Atopie
- Asthma, intrinsisches 42
- Eltern 3
Atopie-Risiko 3
Aufklärung, Antihistaminikaverordnung 77
Augen 74

B

Blei 4
Blühkalender 32
Blut 74
Bronchialweite
- Regulierung 43
- Rhythmus, zirkadianer 40
Bronchitis, Prävalenz 5
Broncholyse 44

C

Cetirizin, kardiotoxische Wirkung 79 f
Cholestase, chronische 70

D

Dermatitis, atopische, Adhäsionsmolekülexpression 37
Dermatose
- allergische mit Juckreiz 59 ff
- juckende 51 ff
- - Antihistaminika 59
- - Antihistaminikatherapie 22
Deutsche Atemwegsliga, Langzeittherapie Asthma bronchiale 45
Diagnostik
- Asthma bronchiale 44
- Rhinitis allergica, saisonale 29 ff
Dialyse-Patienten 70
Differentialdiagnose, Asthma bronchiale 44

E

Eicosanoide, Juckreiz 53
Ekzem 59 ff
- atopisches 60 ff
Elternteil, Atopie 3
Endothelzellen, Loratadinwirkung 21
Entstehung 1
Entzündung 5 ff
Entzündungsmediatorenfreisetzung 14
- Loratadinwirkung 17
Eosinophile 16
- Asthma bronchiale 46 f
- Dermatose, juckende 51
Eosinophilereduktion 18 f
Epithelzellen, nasale 38
Erythem 56
Etagenwechsel
- Rhinitis allergica, saisonale 37 ff
- - allergische 9

F

Fahrverhalten, Antihistaminikaeinfluß 75 f
Fragebogen, allergologische Anamnese 28

G

Gallengangsverschluß 70
Gastrointestinaltrakt 74
Genomanalyse 3
Glukokortikoide
- Adhäsionsmolekülexpression 39
- Asthma bronchiale 46
- Rhinitis allergica, saisonale 34
Granulozyt, eosinophiler
- - Spätphase 16
- - Wanderung 7

H

H_1-Antihistaminika 11 ff
H_2-Antihistaminika 11
H_1-Histaminrezeptor 12
- Blockade 16 ff
H_3-Histaminrezeptoren 11
- Blockade 74
Hämatologische Erkrankung 70 f
Häufigkeit
- Asthmabeschwerden 1
- Asthma bronchiale bei Kindern 39
- Neurodermitis 1
- Rhinokonjunktivitis, allergische 1
- Urtikaria 62

Haut, Nebenwirkung Antihistaminika 74
Hauteffloreszenz, Neurodermitis 62
Hauterkrankung
- atopische, Loratadinwirkung 57 f
- Juckreiz 54
Hauttest
- Asthma bronchiale 44
- Rhinitis allergica, saisonale 29
Hautveränderung, Juckreiz 52 f
Heuschnupfen s. Rhinitis allergica, saisonale
Histamin 14, 55 f
- Asthma bronchiale 46 f
- Dermatose, juckende 51
- Freisetzung, Loratadinwirkung 16 f
Histaminspeicher 12
Hydroxyzinwirkung, Neurodermitis 62
Hymenopterengift-Allergie 68
Hyperreaktivität, bronchiale 5 f
Hyposensibilisierung 35

I

ICAM-1 6 ff
- Expression
- - Asthma bronchiale 46 f
- - Loratadin 38
- - Nedocromil 39
- Loratadinwirkung 20
Ichthyosis, erworbene 69
Immunglobulin E 12
- Rhinitis allergica, saisonale 29 f
Immunglobulin-Superfamilie 7 ff
Immunologie 6 ff
Immunsystem, Nebenwirkung Antihistaminika 74
Immuntherapie, systemische (SIT) 35
Insektengift-Allergie 68
Inzidenz 1

J

Juckreiz
- Erkrankungen 52 f
- Gallengangsverschluß 70
- hämatologische Erkrankung 70 f
- Lichtdermatose 67
- Loratadinwirkung 56 ff
- Malignom 70 f
- nephrogener 70
- Neurodermitis 61
- nicht allergisch bedingter 68 ff
- Physiologie 51
- Vermittlung 52
Juckreiz-Rezeptoren 53

K

Kälteurtikaria 63 f
Kalziumaufnahme, Loratadinwirkung 16 f
Kardiotoxische Wirkung 78 ff
Kind
- Asthma bronchiale 39 ff
- Nebenwirkung Antihistaminika 73 ff
Klassifikation
- Antihistaminika 11
- Rhinitis 29
- Urtikaria 63
Kohlenmonoxid 4
Kontaktallergene 60
Kontaktallergie, Auslöser 60
Kontaktdermatitis 59
Kontaktekzem 59 f
Konzentrationsfähigkeit 76

L

Langerhanszellen 20
Leberfunktionsstörung 77
Leukotrien-C4-Freisetzung 16 f
Leukotriene 14
- Asthma bronchiale 46 ff
Leukotrienneubildung 15
Lichtdermatose 67

Loratadin
- Asthma bronchiale 46 ff
- fehlende sedierende Wirkung 74
- Juckreiz 56 ff
- kardiotoxische Wirkung 79 f
- Langzeitbehandlung, präventiver Effekt 22 f
- Mastozytose 66
- Neurodermitis 62
- psychometrischer Test 76
- Rhinitis allergica, saisonale 38 f
- Urtikaria 65 f
- Varizellen 68 f
- Wirkung 16 ff
Luftverschmutzung, physikalisch-chemische 4
Lungenfunktionsanalyse 44

M

Makrolid-Antibiotika 79
Malignom 70 f
Mastozytose 66 f
Mastzellen 12 f
- Dermatose, juckende 51
- Loratadinwirkung 16 ff
Mastzellstabilisatoren
- Asthma bronchiale 46
- Rhinitis allergica, saisonale 34
Morning dip 40

N

Nasenfalte, bleibende 25 f
Nasenpolypen 37
Nasensekret-Zytologie 27 ff
Nebenwirkungsspektrum, Antihistaminika 73 ff
Nedocromil 39
Nervensystem 74
Nesselsucht s. Urtikaria
Neurodermitis 60 ff
- Häufigkeit 1
Neuropeptide 53

O

Opioide 53
Ozon 4

P

Plättchen aktivierender Faktor 7, 13
- Asthma bronchiale 47
Pollen 4
Pollenarten 25
Pollenflugvorhersage, telefonische 33
Pollenvorkommen 31 f
Pollinosis s. Rhinitis allergica, saisonale
Prophylaxe 22 f
Prostaglandine 14
- Asthma bronchiale 46 ff
Prostaglandinneubildung 15
Proteasen, Juckreiz 53
Provokationstest, nasaler 30 f
Pruritis s. Juckreiz
p-Selektin-Expression, Loratadinwirkung 21
Psychiatrische Erkrankung, internistische 54
Pumpspray, Rhinitis allergica, saisonale 34

Q

QT-Syndrom 80
QT-Zeit, verlängerte 79
Quaddeln
- Loratadinwirkung 56
- Urtikaria 62 f
Quincke-Ödem 62

R

Radio-Allergo-Sorbens-Test (RAST) 30
- Asthma bronchiale 44
Rauchen 4
Reaktionszeit 76
Rechtslage, Antihistaminikaverordnung 77

Rhinitis
- Adhäsionsmolekülexpression 37
- allergica, saisonale 25 ff
- - - Antihistaminikatherapie 22
- allergische 9
- Klassifikation 29
- perenniale 27
- vasomotorische 27 f
Rhinokonjunktivitis, allergische 1
Rhinoskopie 27
Rhinoviren 5 f
Risikofaktoren 1 f
Röntgen 44

S

Schwefeldioxid 4
Sedierung 73 ff
Sicherheit, Antihistaminika 73 ff
Silent Asthma 44
Sonnenallergie 67
Sozialstatus 3
Spätphase, allergische Sofortreaktion 14 ff
Spirometrie 44
Stickoxide 4
Stickstoffdioxid 4
α-Sympathikomimetika 33
β-Sympathikomimetika 45 f
Symptome
- Asthma bronchiale 40 f
- Rhinitis allergica, saisonale 25
Systemerkrankung, internistische 54

T

Terfenadin, kardiotoxische Nebenwirkung 78 ff
Testverfahren, psychometrisches 76
Theophyllin 46
Therapie
- Antihistaminika 22 f
- Asthma bronchiale 44 ff
- Insektengift-Allergie 68
- Juckreiz 53 ff
- Kontaktekzem 60
- Lichtdermatose 67
- Mastozytose 66 f
- Neurodermitis 61 f
- Rhinitis allergica, saisonale 31 ff
- Urtikaria 65 f
Therapieempfehlung, Rhinitis allergica, saisonale 36 f
Toluen Dilsocyanat-Asthma 37
Torsade de points (TDP) 79

U

Urämie 70
Urogenitaltrakt 74
Urticaria
- factitia 63 f
- pigmentosa 64
Urtikaria 62 ff
- chronische 65
- - Loratadinwirkung 57 f
- demographische 63 f
- Klassifikation 63 f
UV-Strahlung 55

V

Varizellen 68 f
Verträglichkeit, Antihistaminika 73 ff
Vigilanz 76

W

Wachstumsfaktoren 53
Wärmeurtikaria 63 f
Windpocken 68

Z

Zytochrom P450 3A4 78
Zytokine 6 f
- Dermatose, juckende 51
- Juckreiz 53
- Loratadinwirkung 20 f
- Spätphase allergische Sofortreaktion 14 ff